看護師・養護教諭が
知っておきたい

薬のお話

―基礎知識とコラム―

著 土肥 敏博・岡本 陽子
　　DOHI Toshihiro　　OKAMOTO Yoko

ふくろう出版

まえがき

　近年，子どもの健康問題は複雑多岐にわたり，齲歯，肥満，メンタルヘルス，アレルギー疾患等が増加しています。

　このような現状の中，子どもの生命と身体を護る看護師，なかでも地域，在宅における看護師や学校における健康管理，健康教育をつかさどる養護教諭には，これらの疾患に対し，医師による処方，あるいは薬局で購入される薬等について，さらに知識，理解を深めることが重要な課題となっています。

　薬と感染症については，古くはジェンナーで有名な天然痘には種痘，他にペストや結核にはストレプトマイシン等の多くの医薬品が開発されてきました。その他の疾患においても先人のたゆまぬ努力の結果，数限りない新薬が開発され，死に至る病気とされた多くの感染症や心臓病，腎臓病等の慢性疾患を克服し，人々を健康へと回復させ，人類の危機を救いました。薬学の研究は今なお進化し続けています。

　しかし，教育現場においては新たな課題が出されてきました。遠足や修学旅行等の行事における乗物酔いの酔い止めやアレルギー疾患等の持病対応の薬のみならず，日常的に，月経痛や頭痛等から薬を持参する子どもたちが増加しています。そればかりでなく，友達同士で薬をやり取りする場面にたびたび遭遇することもあり，薬の副作用や相互作用等に危惧を抱いている養護教諭も少なくありません。

　拙著『看護師・養護教諭が知っておきたい薬のお話―基礎知識とコラム―』は，薬学の分野で研究，教育の長い経験を有す土肥 敏博が主に執筆し，看護師および養護教諭養成の分野で研究，教育の長い経験を有す岡本 陽子が読者の目線から助言しつつ，一部の編集および出版社との連絡役を担い，共同作業の末に上梓いたしました。学部学生から現役の職業従事者まで，看護や学校保健に関わる幅広い階層の方々を念頭に，薬についての基礎知識と副作用等取扱い上の注意点について簡潔に述べております。

　地域看護や学校で展開される「医薬品の教育」のマニュアルとして活用していただき，子どもたちが正しい知識を身に付け，望ましい成長に寄与することができれば幸いと考えます。

2024年11月
土肥　敏博・岡本　陽子

目　　次

まえがき

総論

1　小児の薬物療法 …………………………………………………………………… 2

小児の薬物療法についての基礎知識 ── 2
- はじめに知っておきたいこと *2*
- 小児の薬物投与量 *3*

薬物代謝 ── 4
- 小児期の薬物代謝の特徴 *4*
- 薬物相互作用 *5*

服用に際しての基礎知識 ── 6
- 薬物投与に当たっての注意点 *6*
- 形状別に見る薬の特徴 *6*
- その他の留意事項 *8*
- 薬を飲み忘れたら *8*

小児でよくみられる症状 ── 9
- 嘔吐，下痢，腹痛，発熱 *9*

各論

2　感染症と薬 ……………………………………………………………………… 12

感染症と発熱・解熱薬 ── 12
- 発熱の仕組み *12*
- 解熱薬の作用の仕組み *13*
- 解熱薬の使い方 *13*

感染症各論 ── 14
- 主な感染経路 *15*

抗感染症薬 ── 16
- 抗菌薬の選択毒性 *16*
- 抗感染症薬の副作用 *20*
- 抗菌薬の選択 *21*

目次

　　抗菌薬の相互作用 *22*

　　薬物耐性 *23*

　　小児と抗菌薬 *24*

主な細菌感染症と治療薬 ———————————————————— *25*

　　突発性発疹 *25*

　　溶連菌感染症 *25*

　　とびひ（伝染性膿痂疹）*26*

　　百日咳 *27*

　　結膜炎 *27*

　　化膿性髄膜炎（細菌性）*28*

　　マイコプラズマ肺炎 *29*

　　肺結核症 *29*

　　非結核性抗酸菌症（肺MAC症）*30*

主な真菌感染症と治療薬 ———————————————————— *31*

　　鵞口瘡（がこうそう）*31*

主なウイルス疾患と治療薬 ——————————————————— *31*

　　かぜ症候群 *32*

　　インフルエンザ *33*

　　新型コロナウイルス感染症 *36*

　　急性扁桃炎 *38*

　　麻疹 *38*

　　ヘルペスウイルス感染症 *39*

　　水痘・帯状疱疹ウイルス *40*

　　サイトメガロウイルス *41*

　　無菌性髄膜炎 *41*

その他のウイルス感染症と治療薬 ———————————————— *42*

　　風疹 *42*

　　ムンプス（流行性耳下腺炎）*42*

　　手足口病 *42*

　　ヘルパンギーナ *42*

　　HIV感染症 *43*

目 次

   その他 *43*

3 アレルギー疾患と薬 …………………………………………………… 44
 アレルギーとは ———————————————————— 44
 抗アレルギー薬 ———————————————————— 44
 主なアレルギー疾患と治療薬 ————————————————— 45
  アトピー性皮膚炎 *45*
  アレルギー性鼻炎 *51*
  アレルギー性結膜炎 *52*
  蕁麻疹 *53*
  接触性皮膚炎 *53*
  アナフィラキシーショック *54*
 食物アレルギー ———————————————————— 57
  食物蛋白誘発胃腸炎（FPIES：food protein induced enterocolitis syndrome）*58*
  花粉食物アレルギー症候群（PFAS）*58*
  食物依存性運動誘発アナフィラキシー（FDEIA：food-dependent exercise-anaphylaxis）*59*

4 呼吸器系疾患と薬 ……………………………………………………… 60
 気管支喘息と治療薬 ———————————————————— 60
  気管支喘息 *60*

5 神経疾患と薬 …………………………………………………………… 68
 主な神経疾患と治療薬 ———————————————————— 68
  てんかん *68*
  注意欠如多動症（ADHD）*77*
  チック，Tourette（トゥレット）障害 *78*
 頭痛と治療薬 ———————————————————— 79
  緊張型頭痛 *79*
  片頭痛 *79*
  薬物乱用頭痛 *82*

6 循環器系疾患と薬 ……………………………………………………… 83
 高血圧症と治療薬 ———————————————————— 83
  高血圧 *83*

血管性疾患と治療薬 84

　　アレルギー性紫斑病（血管性紫斑病） 84

　　高安動脈炎 84

　　川崎病 85

7　その他小児にみられる疾患と薬 ………………………………………………… 87

　泌尿器系の疾患と治療薬 ──────────────────── 87

　　急性糸球体腎炎 87

　　ネフローゼ症候群 87

　血液の疾患と治療薬 ────────────────────── 87

　　鉄欠乏性貧血 88

　　特発性血小板減少性紫斑病 88

　　血友病 88

　消化器系疾患と治療薬 ───────────────────── 89

　　胃・十二指腸潰瘍 89

　　腸管出血性大腸菌感染症 90

　　細菌感染性胃腸炎 91

　　ウイルス感染性胃腸炎 93

　　周期性嘔吐症 94

　　腹部片頭痛 95

　　乗物酔い 95

　代謝性疾患と治療薬 ────────────────────── 96

　　糖尿病 96

薬物名索引 105

事項索引 110

〈窓（コラム）目次〉

　　プロスタグランジン物語 12

　　解熱・鎮痛薬の元祖 13

　　牛乳で飲むと効かなくなる薬があります 23

　　薬剤耐性菌を出さないために 24

目　次

抗菌薬の服用時に特に気を付けることは 25

リファンピシンの相互作用 30

インフルエンザと異常行動 35

感染経路 38

手足口病，ヘルパンギーナ，ヘルペス性歯肉口内炎 43

ステロイドは怖い！という先入観をお持ちではありませんか？ 49

花粉症と食物アレルギーが話題になっています 58

ダニと喘息 61

食べ物と喘息 62

吸入ステロイド薬による副作用 64

週末頭痛 80

マスク引き金　頭痛に注意 81

柑橘と薬の飲み合わせにご注意！ 83

ブロッコリーや納豆はワルファリンの作用を減弱させる 86

O157と食中毒 93

体重が減って喜んでいたのに口臭がする？って言われた！ショック！ 102

看護師・養護教諭が
知っておきたい
薬のお話

総　論

総論

1 小児の薬物療法

小児の薬物療法についての基礎知識

　小児は日々成長（体が大きくなる）と発達（生理機能，活動，社会性の変化など）を遂げている。小児の薬用量は，主に年齢，体重，体表面積をもとに，次項に示した計算式などを用いて算出されている。小児用量は医薬品添付文書に記載されているものがあるが，記載されていないものも多い。これらの薬物は適応外使用となる。抗てんかん薬など治療域が狭い薬物は，血中薬物濃度を測定して使用量が決められる。また，薬物によっては飲み合わせ（薬物相互作用）により薬効が本来より強くなったり，弱くなったりすることがある。このようにして個人薬用量が決められているので，個人の薬を別の人に使用するなどは決してあってはならない。

　小児には特徴的な薬物療法とその注意事項がある。本書では，小児に頻度の高い疾患について園・学校現場においても有効で安全な薬物療法を理解するために解説する。

　医薬品の説明には，「適応」，「適応外」，「適用」などの記載を目にする。「適応」とは，薬物や治療法などの効果が医学的に認められ使用の対象となることである。「保険適用」とは，公的な審査・承認を経て薬や治療法などが健康保険からの給付の対象となるものである。「適応外使用」とは，医薬品添付文書に記載されている効能・効果，用法・用量の範囲外で使用することである。適応外使用でも条件が満たされれば保険適用となるものもある（図1-1）。

　薬物には製薬会社が命名している商品名があり，これにはその商標が登録されていることを示すシンボルマーク®（registered）が付されている。

はじめに知っておきたいこと

● 薬を飲めない子，薬を嫌がる子への配慮が必要

　小児の薬は飲みやすいように散剤，シロップ，カプセルなどの剤形があり色や味にいろいろな工夫がされているので好みに合ったものが選ばれる。それでも嫌がるときはジュース，アイスクリーム，ヨーグルトやチョコレートと一緒に飲ませるのが良い。小学校高学年

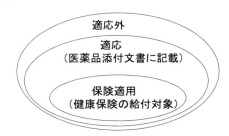

図1-1　薬物の使用方法と保険適用の範囲

以降では錠剤が飲めるようになる。

● 薬はいつ飲む？

　食後服用となっている場合が多いが，おなかがいっぱいで飲めない，食べたものと一緒に吐いたりするときや，食事をしなかったときなどは食前でもよいし時間になったら飲むようにする。

● 薬は何で飲む？

　牛乳で飲むと効力が減弱する薬物がある。テトラサイクリン系抗菌薬やニューキノロン系抗菌薬は牛乳で飲むと牛乳中のカルシウムイオンと錯体（キレート）をつくり消化管からの吸収が著しく減少し，効力が低下する。薬は水またはぬるま湯で飲むのが基本である。

● 尿や便に色がついている

　薬によっては，尿や便に色がついて驚く場合がある。抗菌薬セフジニル（セフゾン®）や鎮咳・去痰薬チペピジンヒベンズ酸塩（アスベリン®）や抗結核薬リファンピシン（リファジン®）などは，薬物の色あるいはその代謝物に色があるので，尿・便や涙・コンタクトレンズが赤や橙赤色に着色する場合がある。貧血治療薬の溶性ピロリン酸第二鉄（インクレミン®）やクエン酸第一鉄ナトリウム（フェロミア®）などの鉄剤では，吸収されなかった鉄剤が酸化されて黒色調となりこれが便に混ざって便の色が黒くなる。インクレミン®では歯又は舌が黒色となることがある。いずれも休薬により色は消失するので心配はない。

　医療用医薬品添付文書の発育期の区分は次の通りである。

新生児：出生後4週未満	乳　児：生後4週以上，1歳未満
幼　児：1歳以上，7歳未満	小　児：7歳以上，15歳未満

小児の薬物投与量

　小児薬用量の算出方法には以下のような方法がある。

① 年齢による算出法

　　　　小児薬用量＝成人量×年齢/年齢＋12（Young式）

② 年齢というパラメーターを使用して体表面積の近似値を得る算出法

　　　　小児薬用量＝成人量×（年齢×4＋20)/100（AugsbergerⅡ式）

③ 簡易換算表（フォン・ハルナックの換算表）：成人量を1としたときの割合

新生児	1/2歳	1歳	3歳	7歳半	12歳	成人
1/20〜1/10	1/5	1/4	1/3	1/2	2/3	1

総　論

薬物代謝

小児期の薬物代謝の特徴

　薬物を内服すると消化管から吸収されて門脈から肝臓にいたる。消化管と主に肝臓に多種類の薬物代謝酵素チトクロームP450（CYP）があって，薬物はまずここでCYPによる代謝あるいはグルクロン酸抱合を受ける（図1-2）。いずれも水酸基を付加されて水溶性を増し，排泄されやすくなる。これを初回通過効果という。初回通過効果を受けなかった残りの未代謝薬物が全身分布して薬効を現す。初回通過効果を受けやすい薬剤は，静脈内注射や坐剤で直腸内投与される。直腸からは，一部は腸間膜静脈から門脈に至り初回通過効果を受けるが，一部は，中・下直腸静脈に吸収され直接下大静脈に至るので初回通過効果は受けない（図1-3）。吸入麻酔薬は肺胞から吸収され静脈系に入る。口腔内粘膜から直接吸収させる舌下錠（ニトログリセリン）や歯と歯茎の間に挟み口腔粘膜から吸収させるバッカル錠という剤形では直接静脈系に吸収されるので初回通過効果は受けない。OD錠（口腔内崩壊錠）は，舌の上にのせて唾液により数十秒で崩壊して水なしで飲み込むことになるので，一般の方のみならず，錠剤をうまく飲み込めない小さな子どもや高齢者，水分摂取制限を受けている方にとって有用である。チュアブル錠は，かみ砕いて唾液で溶かす薬剤で，水なしで飲める剤形である。これらは口腔粘膜から吸収されるわけではなく，あくまで内服と同じなので初回通過効果を受ける。

　CYP活性は，乳幼児では未発達であるが肝機能の発達に応じて速やかに発達し，3歳ころまでにはほぼ成人並となる。なかには新生児の方が活性が高いものもある。もう一つの代謝様式であるグルクロン酸抱合能は，新生児期では低くビリルビンの抱合が追いつかないため生理的反応として黄疸が認められる。小児の血漿蛋白濃度は低い。腎からの排泄も低い。これらの要素は，小児では薬効が強く出る要素である。一方，消化管機能は低いため薬物の吸収が低い。このため新生児などの疾患の治療薬は非経口的に投与されることが多い。

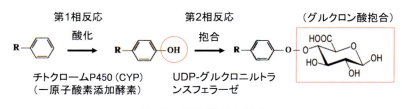

図1-2　薬物代謝の様式

1 小児の薬物療法

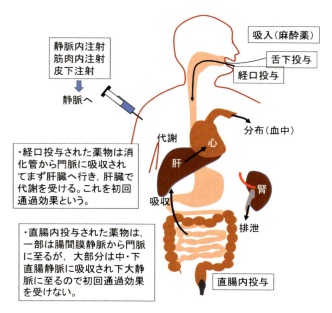

図1-3 薬物の投与経路と薬物動態

薬物相互作用

● **吸収過程での相互作用**

　テトラサイクリン系抗菌薬やニューキノロン系抗菌薬は金属イオンと結合して不溶性の複合体を形成して吸収が低下するので金属イオンを含む制酸薬と飲み合わせたり，牛乳で飲むと牛乳中のカルシウムイオンと錯体（キレート）を作り吸収が低下して効力が著しく減じられる。

● **代謝における相互作用**

　CYPには多くの分子種があるが，多くの薬物はCYP3A4により代謝されるので，飲み合わせるとほかの薬物の代謝を阻害して薬効が強くなる。グレープフルーツジュースは腸管のCYP3A4を阻害してジヒドロピリジン系カルシウム拮抗薬（降圧薬）やシクロスポリン（免疫抑制薬）の効果を増強して重篤な副作用を引き起こす。

● **分布過程での相互作用**

　多くの薬物は吸収されると血中では血漿蛋白との結合型と結合していない遊離型の平行状態で存在する。薬効を現すのは遊離型である。血漿蛋白と結合性の強い薬物同士を飲み合わせると，血漿蛋白結合上の競合が起こり，遊離型が増加して薬効が強くでる。例えばインドメタシン（抗炎症薬）とワルファリン（抗凝固薬）は共に血漿タンパクとの結合性が高いので，併用によりワルファリンの作用が増強されて出血傾向となる。

総　論

● 排泄における相互作用

　腎臓での薬物排泄における相互作用には，糸球体濾過，尿細管分泌・再吸収の過程において生じる。例えば，痛風治療薬プロベネシドはペニシリン系抗菌薬の尿細管分泌を阻害するためペニシリンの効果増強のため併用される。

服用に際しての基礎知識

薬物投与に当たっての注意点

● 薬を正しく使用するために

　ステロイド軟膏によるアトピー性皮膚炎の治療に関して，保護者の中にはステロイド剤への拒否感が強い人がいる。ステロイド塗布の基本は，十分量を，必要な範囲に，必要な期間塗布することであるが，一番良くない使用法（できるだけ少量を，狭い範囲に，そして症状が軽減したらすぐに使用を止めてしまう）により，かえって症状の悪化を来すことになり，これがステロイド剤は怖いという認識につながってしまう。ステロイド剤で十分に効果が上がらないときや悪化を来す場合は，使用方法に問題がある場合が多い。ステロイド剤は，アレルギーなどに関係する遺伝子の発現調節を介して薬効を現すので，塗ってすぐ効果が現れるわけではないことを理解しておかないといけない。また，急に止めると良くないため，少しずつ使用量を減らしながら退薬する。このとき別の作用機序の免疫抑制薬タクロリムス（プログラフ®）軟膏に置き換えていく方法があるが，タクロリムスは塗布初期に皮膚刺激感が発生することがあり，小児は拒薬する原因となる。しばらく塗布を続けるとこの刺激感が漸減することを患児に話しておくことが大切である。

● 薬はおいしくない

　「良薬は口に苦し」と言うように，薬の風味は決して良いものではない。薬物は，本来体にとって異物であるので，舌はこれを"毒物"と認識して飲めない物と判断してしまうのは至極生理的反応と言える。子どもは特に薬を飲むのを嫌がるのは当然である。そこで，飲みやすくするために錠剤以外にカプセル剤，散剤・顆粒剤，内服液剤・シロップ剤などの剤形がある。

形状別に見る薬の特徴

● 錠剤

　表面を糖分でコートした糖衣錠や薄いフィルムをコートしたフィルムコーティング錠

など工夫がされて飲みやすくなっている。小腸に届いてから溶け出す腸溶錠やゆっくり溶け出す徐放錠がある。通常コップ1杯くらいの水で飲むのが基本である。錠剤は通常かみ砕いて服用することは避ける。ただし，かみ砕きながら服用するチュアブル（chewable）錠と呼ばれる錠剤もある。チュアブル錠はかみ砕くことで錠剤が細かくなり，溶けやすく，舌下の粘膜から直接吸収されるため速やかに吸収される。錠剤を飲み込むことが苦手な小児用の薬（例:咳止め）や錠剤のサイズが大きい薬などに応用されている。また，水がなくても服用できるため，水分制限が必要な腎臓病などの患者の薬にも応用されている。唾液だけで服用できる口腔内崩壊錠（OD錠）は新しい剤形として普及している。

1）OD錠（Oral Disintegration錠：口腔内崩壊錠）

口腔内崩壊錠は，舌の上にのせると唾液あるいは少量の水分により数十秒で崩壊するため水なしで飲める錠剤である。他の薬と一緒に水で飲んでもかまわない。一般の方のみならず，錠剤をうまく飲み込めない高齢者や水分摂取制限を受けている方にとっても有用である。

2）チュアブル錠

かみ砕いて服用する錠剤で，水なしで飲めるのが特徴である。小児用の解熱鎮痛薬，気管支喘息治療薬，咳止めなどに使用されている。

● **カプセル剤**

ゼラチンなどで作ったカプセルに薬を充填したもので，顆粒や粉薬などを詰めた硬いカプセル剤と液体などを詰めた軟カプセル剤などがある。

● **散剤・顆粒剤**

散在は粉末状，顆粒剤は粒状の薬で，苦くてうまく飲めない場合には，オブラートで包むとよい。

● **内服液剤・シロップ剤**

内服液剤は薬の成分を精製水などに溶かした薬である。内服液剤には，1瓶を1回で飲むものや，瓶からスポイトなどで1回分を量り取って飲むタイプのものもある。シロップ剤は，内服液剤に糖類や甘味料を加えて飲みやすくしたもので，ドライシロップは，水に溶解すると効力が減弱する恐れのある薬を粒状にして飲む前に水などに溶かして使用する。

● **吸入薬**

吸入薬は，直接気道から肺へ薬剤を送達できるので，少量で局所効果を示し，即効性

総　論

に優れ，全身副作用が少ないことでよく使用される。特に小児喘息のステロイド薬の吸入によく用いられる。

その他の留意事項
● **ステロイド薬吸入後にうがいをする**

　ステロイド薬が口腔内に残ると，口腔内常在菌が抑制されて口腔内カンジダ（真菌）が繁殖（菌交代現象）し，黒毛舌になったり口内炎や味覚異常などを起こす。また喉の痛みや声のかすれのほか動悸などの全身性副作用を現すことがある。このためステロイド薬を吸入した後はうがいをして口腔内残存ステロイド薬を洗い流す。小児でうがいが難しい場合は，水を飲み干しても良い。一般に，ドライパウダーよりエアゾールの方がこうした副作用が生じにくいとされている。

● **その他**

　注射薬，坐剤，点眼薬，点鼻薬，点耳薬，軟膏・クリーム，経皮吸収薬などがある。

薬を飲み忘れたら

　園や学校で児童が昼食後の持参薬を飲み忘れることもまれではない。こうしたことが起こらないように養護教諭は，日頃児童がどのような薬を持参しているか，よく把握しておき，その一覧表を作成して児童が薬を摂取したかどうかを毎日確認すると良い。もし飲み忘れに気付いた場合は，原則として気付いたときに飲むが，その時間によって対処が異なってくる。

① 昼食後服用薬を，昼食後しばらく経ってから気付いたときにはすぐに飲む。以後は通常どおりの服用となる
② 次に飲む時間との中間くらいのときは，気付いたときに飲み，次に飲む時間（例えば夕食後）を後にずらす（例えば寝る前）
③ 次に飲む時間が近いときは，飲み忘れ分は1回飛ばしにし，次の分から通常通りの服用とする

　飲み忘れ後の服用は児童に任せるのではなく，養護教諭をはじめ学校関係者が適切に指導し，この旨保護者にも連絡しておく。決して飲み忘れ分と次に飲む分を一度に服用しないことをよく言い伝えておく。

小児でよくみられる症状

嘔吐，下痢，腹痛，発熱

　嘔吐や**下痢**あるいは両方を訴えることが小児ではよくある。嘔吐と下痢がある場合は急性胃腸炎の場合が多い。急性胃腸炎の主な原因は，カンピロバクターなどの細菌の感染やノロウイルスやロタウイルスなどのウイルス感染によるものがある。細菌感染の場合は適切な抗菌薬が用いられる。ウイルス性胃腸炎は約1週間の経過で自然治癒するが，ビフィズス菌製剤（ビオフェルミン®）や酪酸菌製剤（ミヤBM®）などの整腸剤を使用すると回復を早める。

　下痢には脱水を来さないように補水に注意する。下痢止め（止瀉薬）は原則として使用しない。下痢は1～2日で治まることが多いが，悪心が強い場合は制吐薬（オンダンセトロン）を使うこともある。**嘔吐**を周期性に繰り返すアセトン血性嘔吐症（周期性嘔吐症候群）は小児に多い。心理的あるいは身体的ストレスや緊張が引き金になることがある。軽症では自然に治癒あるいは制吐薬で軽快する。

　腹痛は，便秘症，胃腸炎，嘔吐性下痢症，尿路感染症で多くみられる。**便秘**には，内服療法として酸化マグネシウムやピコスルファート製剤が，外用療法としてグリセリン浣腸液が用いられる。原因には，不安やストレスが関係する心因性腹痛や乳製品の摂取で症状をみる乳糖不耐症がある。薬物療法では抗コリン薬（ブスコパン®）の頓用や腸管運動調整薬（セレキノン®）が用いられることがある。急性虫垂炎では，右下腹部痛が主症状であるが，初期には上腹部痛を訴えることがしばしばある。腹膜炎症状が出ていない初期段階では抗菌薬の投与と安静・禁食で軽快する。小児では症状の訴えがはっきりせず進行した場合は手術の適応となる場合がある。腸重積は2歳ころまでによくみられ，周期的な腹痛や嘔吐があり処置が遅れると重篤な症状が出るため徒手整復や手術が行われる場合もある。

　高体温のメカニズムにはうつ熱と発熱がある。うつ熱は，体熱の発散が妨げられる高温環境によってもたらされる。うつ熱による高体温の赤ちゃんは，服を脱がせて涼しい場所に移してあげると良い。一方，発熱は視床下部の体温セットポイント上昇により熱産生の促進と熱発散の抑制によりもたらされる。発熱を来す病因で最も一般的なものはウイルスや細菌感染症である。発熱は，白血球の貪食能亢進など免疫系を活性化して細菌やウイルスの増殖を抑制する一種の自己防衛反応である。健常児において高熱が脳障害を起こす可能性はほとんどない。腋下温が38.5℃未満であれば一般的に解熱薬を必要としない。しかし，体温上昇に伴う不快感，食欲不振，睡眠困難などを来す場合は解熱

総　論

薬の投与が考慮される。その他，炎症性疾患や腫瘍などでも発熱がみられる。いずれの場合においても，原疾患に対する治療と発熱に対する対症療法が行われる。

看護師・養護教諭が
知っておきたい
薬のお話
各　論

各 論

2　感染症と薬

感染症と発熱・解熱薬

発熱の仕組み

　細菌やウイルスに感染すると脳内でプロスタグランジン（PG）が産生される。PGは視床下部に働きかけて末梢での熱産生を高め，熱を放散する体温の設定を上げて（例えば39.0℃）熱放散を抑制する。このようにPGは体温上昇に関わっている（図2-1）。

　体温が上昇することにより免疫系が活性化され，病原微生物は高温に弱いことなどから，発熱は1種の生体防御機構をなしている。

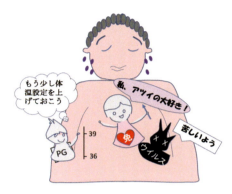

図2-1　発熱の仕組み

窓　プロスタグランジン物語

　アメリカの産婦人科医KurzrockとLiebは不妊治療のために男性精液を妊娠希望婦人の子宮内注入をしたところ，この女性は腹痛を訴え，注入した精液が逆流してくるのに関心を持ちました。精液中に存在する何らかの物質が子宮を収縮させたために違いないという，医師らの鋭い観察が不思議な物質の発見の元となりました（1930年）。この物質は，精液中に存在することから男性前立腺（Prostate）に由来する物質プロスタグランジンと名付けられました（実際は精嚢に由来することが後に判明します）。

　しかしプロスタグランジンは子宮収縮以外にどのような生理作用があるのか長い間不明でした。一方，アスピリンは解熱・鎮痛薬としてよく用いられていましたが，どのようにして解熱・鎮痛作用を現すのかも不明でした。この2つを結びつけたのは，アスピリンがプロスタグランジン合成を阻害するという発見（1969年）（英，薬理学者Vane）でした。この発見により，プロスタグランジンは生体内で発熱・発痛のメディエーターであること，アスピリンはプロスタグランジン合成を阻害することにより解熱・鎮痛作用を現すことが明らかになりました。

　プロスタグランジンの化学構造決定・生合成過程を解明したBergstromとSamuelssonおよび生理活性を発見したVaneにノーベル医学生理学賞が授与されました（1982年）。

解熱薬の作用の仕組み

多くの感染症では原因療法として抗菌薬を使用するとともに対症療法として解熱薬を使用することが多い。小児の解熱薬は医師から処方されたもののほかに薬局で簡単に入手できるが、その使用にあたっては制約があるので最初に解熱・鎮痛薬について理解しておくことが大切である。

イブプロフェンやアスピリンなどの解熱薬は非ステロイド性抗炎症薬（NSAIDs）と言われる種類の薬物で、PGの産生酵素（シクロオキシゲナーゼ：COX）を阻害してPGの産生を抑制する。その結果、解熱作用、抗炎症作用、鎮痛作用を現す（一般に解熱・鎮痛薬と称される）。小児でよく使われるアセトアミノフェンは、COX阻害作用は弱く、別の機序の関与も考えられているが、よく分かっていない。

解熱薬の使い方

高熱でつらそうであれば解熱剤の頓用で熱を下げる。一度使ったら次の使用まで6時間空ける。高熱でも元気があれば使わなくてよい。

● 小児の発熱

小児のインフルエンザに伴う発熱に対して推奨されているのはアセトアミノフェン（カロナール®）だけである。ジクロフェナクナトリウム（ボルタレン®）、メフェナム酸（ポンタール®）などはインフルエンザ脳炎・脳症との関連が報告されている。アスピリンはライ症候群合併症の報告がある。いずれも15歳未満の小児のインフルエンザに伴う

窓　解熱・鎮痛薬の元祖

柳の樹皮に鎮痛物質のあることは、ギリシャの医学の父ヒポクラテス（紀元前460年頃～紀元前370年頃）がリュウマチの治療に使っていたり、東洋では、柳の小枝でできた楊子をかんで歯痛を治めるのに使っていたりして古くから知られていました。その鎮痛物質は後にサリチル酸であることが分かり、ドイツバイエル社はこれをアセチル化して解熱・鎮痛薬アセチルサリチル酸（アスピリン）を開発しました（1897年）。

そして、前に述べたようにアスピリンがプロスタグランジン（PG）合成を阻害するという画期的な発見により、アスピリンの解熱・鎮痛作用（抗炎症作用）の機序が明らかになりました。この発見に基づいて現在多くの解熱・鎮痛薬（非ステロイド性抗炎症薬NSAIDs：PG合成阻害薬）が開発されています。

それにしても今から2000年以上も前に解熱・鎮痛薬の元祖が使われていたとは驚きです。

各　論

発熱には原則投与不可である。解熱薬は，症状の経過を不明確にしたり，感染症に対する免疫反応を妨げる可能性等から頓用での使用が適当である。

小児のインフルエンザ以外の感染症による発熱に対してはアセトアミノフェンの他イブプロフェン（ブルフェン®）も使用される。

● 薬物療法

1）アセトアミノフェン

1回投与量：10〜15mg/kg，1日最大60mg/kg，投与間隔6時間以上空ける。

> **アセトアミノフェン**
> アセトアミノフェン®錠，シロップ小児用，ドライシロップ小児用，坐剤小児用
> カロナール®錠，細粒，シロップ，坐剤
> アンヒバ®坐剤小児用
> コカール®小児用ドライシロップ

2）イブプロフェン

1回投与量：200mg頓用，原則1日2回，1日最大600mgまで。

> **イブプロフェン**
> ブルフェン®顆粒
> イブプロフェン®顆粒

● その他の発熱に対する解熱薬

高熱が持続する麻疹，突発性発疹，ヘルパンギーナ，アデノウイルス咽頭炎・咽頭結膜熱および軽い発熱を伴う風疹，伝染性紅斑，手足口病，流行性耳下腺炎など多くの感染症の解熱にはアセトアミノフェン10mg/kgを発熱時頓用で用いる。

感染症各論

私たちの皮膚と粘膜の表面には様々な微生物が定着している（常在微生物）。一方，病原性微生物が様々な感染経路を通して宿主の体内に侵入・増殖した状態を感染といい，人体の機能に障害を与える状態を感染症という。私たちの体は感染症を引き起こさないために様々な生体防御機構を備えている。咳やくしゃみが異物を排除する鼻水，涙，唾液の中にはリゾチームや免疫グロブリンが分泌され，大腸に住んでいる常在腸内細菌が病原菌の繁殖を防ぐ。万が一，腸内で病原菌が繁殖したら下痢によって排除する。白血球などが侵入してきた病原微生物を貪食して殺菌する。これらは自然免疫と呼ばれる。

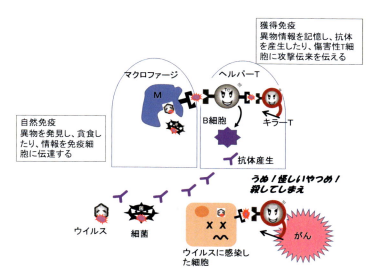

図2-2　免疫を演じる役者たち

　より積極的には抗体を産生して排除したり，細胞傷害性Ｔ細胞を活性化して感染細胞そのものを排除する獲得免疫がある（図2-2）。

　環境に存在している病原性が弱い病原体が，免疫系が健常な場合は感染しないが，免疫能が弱い新生児，高齢者，エイズ患者や免疫抑制剤や抗がん薬の投与を受けている患者などで感染症を起こすことを日和見感染症という。表皮ブドウ球菌は病原性は弱く，ほとんど全ての健常者の表皮や鼻腔に常在しているが，術後など免疫能が低下したときにカテーテル敗血症などを起こす。

　白血球やマクロファージは体内に侵入してきた細菌などの異物（抗原）を貪食して殺す（自然免疫）。さらにヘルパーＴ細胞に情報を伝えて抗原特異的な抗体を作り，あるいはキラーＴ細胞を活性化して感染細胞を殺傷する（獲得免疫）。

主な感染経路

　小児のウイルス感染症では，麻疹，水痘は空気感染，接触感染，飛沫感染でうつるので，隔離が必要となる。風疹は飛沫感染，接触感染，インフルエンザや新型コロナウイルス感染症は主に飛沫感染する。乳幼児に好発する伝染性膿痂疹（とびひ）は黄色ブドウ球菌の接触感染で夏季に多い。

● 潜伏感染

　感染が治癒してもウイルスが体内に潜んでいる状態。単純ヘルペスウイルス（口唇ヘ

各 論

ルペスウイルス，水痘・帯状疱疹ウイルスは，初感染後神経節に生涯潜伏し，宿主の免疫力の低下により神経軸索を末梢に移動し，症状（帯状疱疹）を現す（回帰感染）。

● 水平感染と垂直感染
① 水平感染：ヒトからヒトへの感染
② 垂直感染（母児感染）
　・経胎盤感染：トーチ症候群，先天性梅毒，B型肝炎，HIV感染症
　・経産道感染：新生児ヘルペス症，細菌感染症（B群溶連菌），新生児クラミジア，HIV感染症
　・母乳感染：成人T細胞白血病ウイルス（HTLV-1感染症），HIV感染症

抗感染症薬

　ペニシリンは，青カビの産生する抗菌性物資としてフレミングらによって発見された。このように微生物によって産生されて他の微生物の発育を阻止する物質は「抗生物質」と定義されていたが，抗菌性化学物質が人工的に合成されるに及んで，これらを含めて抗菌薬と称されている。なお，病原性微生物に応じて抗感染症薬は，抗菌薬，抗真菌薬，抗ウイルス薬，抗寄生虫薬と呼ばれる。

抗菌薬の選択毒性

　抗菌薬は細菌を殺滅，もしくは増殖を抑制する薬物である。抗菌薬は，宿主に影響が少なく細菌に対して選択的に作用する（選択毒性）のが望ましい。現在使用されている抗菌薬は作用機序の面から，細胞壁合成阻害薬，タンパク質合成阻害薬，核酸合成阻害薬，葉酸合成阻害薬に分類され，それぞれに特徴的な選択毒性を有している（図2-3）。

● 細胞壁合成阻害薬

　細菌は，感染体の中で自身の細胞を守るために細胞膜の外側に細胞壁を持つ。βラクタム系抗生物質（ペニシリンやセファロスポリン）はトランスペプチダーゼ（ペニシリン結合タンパク質）に結合して阻害することで細胞壁合成を阻害する。このことにより細菌の分裂・増殖を抑制し，溶菌を引き起こす（図2-4）。ヒトの細胞は細胞壁を持たないので細胞壁合成阻害薬は細菌に対して選択毒性を発揮する。

　細菌の細胞壁の構成成分ペプチドグリカンはN-アセチルグルコサミンとN-アセチルムラミン酸という糖と，テトラペプチドで架橋されて成っている。ペニシリン結合タンパク質（PBP）は細胞壁のペプチドグリカン合成の最終段階の酵素トランスペプチダー

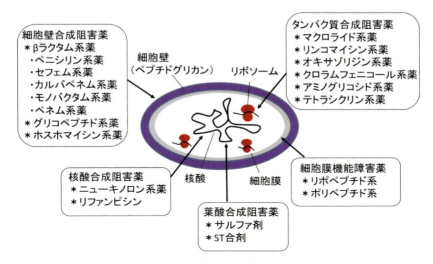

図2-3　細菌の構造と抗菌薬の作用点

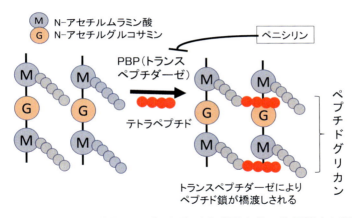

図2-4　細菌の細胞壁の構造ならびに細胞壁合成阻害薬の作用機序と選択毒性

ゼで，βラクタム系抗生物質はこの酵素に結合することで酵素を阻害し，細胞壁の合成を阻害する．なお，βラクタム環を開裂する酵素βラクタマーゼやβラクタム系薬が結合しにくい新たなペニシリン結合タンパク質2'（PBP2'）を獲得した菌はβラクタム系抗菌薬に耐性となる．

● タンパク質合成阻害薬

　リボソームは，あらゆる生物の細胞内に存在する構造で，mRNAの遺伝情報を読み取ってタンパク質へと翻訳が行われる場である．細菌のリボソームは30Sと50S（沈降係数）の大小2つのサブユニットからなる．マクロライド系抗菌薬やクロラムフェニコールは，

各　論

細菌の50Sリボソームに結合してタンパク質合成を阻害する。アミノグリコシド系やテトラサイクリン系抗菌薬は細菌の30Sリボソームと結合してタンパク質合成を阻害する（図2-5）。ヒトリボソームは60Sと40Sで，50Sや30Sは存在しないのでこれらの薬物はヒトには作用しないという選択毒性が現れる。

● **核酸合成阻害薬**

　DNAジャイレースは，細菌の持つトポイソメラーゼの1種で，2本鎖DNAを同時に切断・再結合することによりDNAの高次構造を変化させ，DNAの複製・転写・組み換え・修復などに重要な役割を果たしている。ニューキノロン（フルオロキノロン）系抗菌薬（オフロキサシンなど）は細菌のDNAジャイレースやトポイソメラーゼⅣを阻害し，DNA複製を阻害して細菌の分裂・増殖を阻害する（図2-6）。ヒトはDNAジャイレースとは異なるDNAトポイソメラーゼⅡ型酵素を持つのでこれらの薬物の影響を受けにくい。肺組織移行性も改善されて呼吸器感染症にも用いられるものをレスピラトリーキノロン系薬という。リファンピシン（抗結核薬）は，細菌のDNA依存性RNAポリメラーゼに作用し，RNA合成の開始を阻害してその発育を阻害する。このようにして核酸合成阻害薬は細菌への選択毒性を発揮する。

　DNAの二重鎖がほどけそれぞれの複製が開始される（1），複製が進むとDNAにねじれが生じる（グラム陰性菌）（2），Ⅱ型トポイソメラーゼは二重鎖を切断し通過させたのち再結合する（3），複製が完了する（4）。ニューキノロン系抗菌薬はⅡ型トポイソメラーゼを阻害することで抗菌作用を現す（トポイソメラーゼⅣを阻害してグラム陽性菌の分裂を阻害し，DNAジャイレースを阻害することでグラム陰性菌の分裂を阻害する）。ヒト型トポイソメラーゼは阻害しないので選択毒性が現れる。

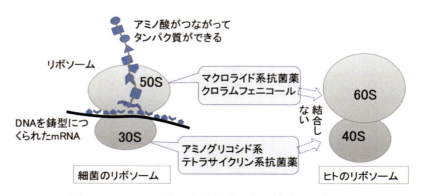

図2-5　タンパク質合成阻害薬の作用機序と選択毒性

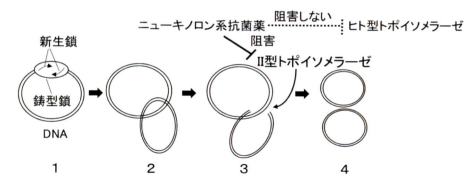

図2-6 核酸合成阻害薬の作用機序と選択毒性

● **葉酸合成阻害薬**

葉酸は細菌やヒトでの核酸やアミノ酸の合成に必要な物質である。細菌はp-アミノ安息香酸を取り込んで葉酸を合成する経路を持つ。抗生物質の一種であるサルファ薬（スルファメトキサゾール）は葉酸前駆体であるp-アミノ安息香酸と化学構造が類似しているためp-アミノ安息香酸と競合して葉酸生合成を阻害することで、葉酸を補酵素とする細菌の生合成経路を阻害して細菌の分裂・増殖を阻害する（図2-7）。ヒトは体内で葉酸を合成せずに食物から摂取するのでサルファ薬はヒトには影響しない。細菌に対して選択毒性を発揮する。

● **抗感染症薬の種類と薬物**

抗感染症薬の種類と主な薬物を以下に示す（表2-1）。

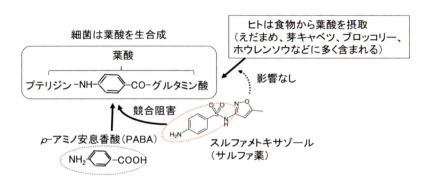

図2-7 葉酸合成阻害薬の作用機序と選択毒性

各論

抗感染症薬の副作用

大量・長期の使用や代謝・排泄能が低下している場合に抗菌薬の体内蓄積によって抗菌薬に特徴的な直接毒性が生じる（表2-2）。Ⅰ～Ⅳ型薬物アレルギー反応によるものは多くの抗菌薬で起こりうる可能性があるが，特にβラクタム系で多い。アナフィラキシー反応には特に注意が必要である。

表2-1　主な抗菌薬

分類		代表的薬物
細胞壁合成阻害薬	ペニシリン系薬	ベンジルペニシリンカリウム
	広範囲ペニシリン系薬	アンピシリン・ピペラシリンナトリウム
	セフェム系薬	セフォタキシムナトリウム・セフェピム塩酸塩水和物
	カルバペネム系薬	メロペネム水和物・テビペネム ピボキシル
	モノバクタム系薬	アズトレオナム
	グリコペプチド系薬	バンコマイシン塩酸塩・テイコプラニン
	ホスホマイシン	ホスホマイシンカルシウム水和物
蛋白合成阻害薬	アミノグリコシド系薬	ストレプトマイシン硫酸塩・ゲンタマイシン硫酸塩・アルベカシン硫酸塩
	マクロライド系薬	クラリスロマイシン・アジスロマイシン水和物
	テトラサイクリン系薬	テトラサイクリン塩酸塩
	リンコマイシン系薬	クリンダマイシン
	オキサゾリジノン系薬	リネゾリド
	クロラムフェニコール系薬	クロラムフェニコール
核酸合成阻害薬	ニューキノロン系薬	レボフロキサシン水和物
細胞膜障害薬	ポリペプチド系薬	コリスチンメタンスルホン酸ナトリウム
	リポペプチド系薬	ダプトマイシン
その他	抗嫌気性菌薬	メトロニダゾール
	抗結核薬	イソニアジド

表2-2　抗菌薬の主な副作用

分類	副作用
βラクタム系（ペニシリン）	過敏症（ショック，発疹），ジスルフィラム様作用
アミノグリコシド系	腎障害，内耳（第Ⅷ脳），神経障害（難聴）
マクロライド系	QT延長，心室頻拍，消化器症状
テトラサイクリン系	歯牙着色（灰色～黄褐色），消化器症状，光線過敏症
クロラムフェニコール系	再生不良性貧血，グレイ症候群
ニューキノロン系	精神神経症状，QT延長，心室頻拍，けいれん
サルファ薬	アレルギー，消化器症状，新生児の高ビリルビン血症（核黄疸）
リファンピシン	赤色着色尿・便・涙

抗菌薬の選択

　感染症に対する薬物治療において，細菌の同定，薬物感受性（抗菌スペクトル），感染部位の情報などをもとに適切な薬物が選択される。

　重症や緊急例（小児の髄膜炎）などでは原因菌が判明する前に感染背景などから推定される原因菌を広くカバーする広域抗菌薬を投与する（初期治療，経験的治療/エンピリック治療）。原因菌が特定されればその菌に有効なスペクトルの狭い抗菌薬に切り替え，適切な期間投与する。

　薬物の組織移行性，時間依存性と濃度依存性なども重要な因子として考慮される。細菌には偏性細胞外増殖寄生体，通性細胞内寄生菌，偏性細胞内寄生菌があるので，これらを考慮した薬物が選択される（表2-3）。特殊な例として，マイコプラズマは細菌類に分類されるが細胞壁を有しないという特徴があるので，細胞壁合成阻害薬は無効である。治療にはタンパク質合成阻害薬（マクロライド系抗菌薬：エリスロマイシン，アジスロマイシン，クラリスロマイシン，テトラサイクリン系）や核酸合成阻害薬（ニューキノロン系）が選択される。レジオネラ属はマクロファージに，クラミジアは上皮細胞に，リケッチアは血管内皮細胞に寄生するため，細胞内移行性の悪いβラクタム系抗菌薬は無効である。

● **偏性細胞外増殖寄生体**

　細胞内では増殖できず，細胞外でのみ増殖するもの。これらが体内に侵入するとマクロファージや白血球によって食菌され，これらの食細胞内で直ちに殺菌される。細胞外にいる時のみ，増殖し，病原性を発揮する。

① 大部分の病原性細菌，真菌

● **通性細胞内寄生菌**

　細胞内でも細胞外でも増殖できる。食細胞に食菌された後，その殺菌機構をかいくぐって食細胞内で増殖し，それが病原性の発揮につながるものがある。

① 結核菌，リステリア属菌，サルモネラ属菌（チフス菌，パラチフス菌，サルモネラ症を起こす菌），ブルセラ属菌，梅毒トレポネーマ，レジオネラ属菌

● **偏性細胞内寄生菌**

　細胞内でしか増殖できない。生きた細胞を使用しないで人工的に単独で培養することができない。

① 一部の真正細菌（原核生物）：リケッチア，クラミジア等
② 全てのウイルス

各 論

表2-3 感染症と主な抗菌薬・抗真菌薬

病原微生物	疾患・症状		第一選択薬物
ブドウ球菌	化膿，肺炎，骨髄炎，心内膜炎，敗血症	ペニシリン感受性	ベンジルペニシリンカリウム
		メチシリン感受性	セファゾリンナトリウム水和物，セフェム系
		メチシリン耐性	バンコマイシン塩酸塩
レンサ球菌	喉頭炎，猩紅熱，中耳炎，尿路感染症，敗血症	ペニシリン感受性	ベンジルペニシリンカリウム
		ペニシリン耐性	セフトリアキソンナトリウム水和物 バンコマイシン塩酸塩 バンコマイシン塩酸塩＋リファンピシン
淋菌	生殖器感染症，関節炎	ペニシリン感受性	アンピシリン水和物＋プロベネシド ベンジルペニシリンカリウム＋プロベネシド
		ペニシリン耐性	セフトリアキソンナトリウム水和物，セフィキシム
髄膜炎菌	髄膜炎		ベンジルペニシリンカリウム
大腸菌	尿路感染症		ST合剤，シプロフロキサシン
	全身性・重症大腸菌感染症		セフォタキシムナトリウム アンピシリン水和物＋アミノグリコシド系
サルモネラ属	腸チフス，パラチフス，急性胃腸炎		シプロフロキサシン セフトリアキソンナトリウム水和物 ST合剤
赤痢菌	細菌性赤痢		シプロフロキサシン セフトリアキソンナトリウム水和物
セラチア属	日和見感染症		セフォタキシムナトリウム セフトリアキソンナトリウム水和物 シプロフロキサシン，イミペネム
緑膿菌	尿路感染症		ピペラシリンナトリウム，シプロフロキサシン，イミペネム
	重症緑膿菌感染症		ピペラシリンナトリウム＋アミノグリコシド系
結核菌	肺結核，腎結核，リンパ節炎		イソニアジド，リファンピシン
梅毒トレポネーマ	梅毒		ベンジルペニシリンカリウム
リケッチア属	発疹チフス，ツツガムシ病		テトラサイクリン系
クラミジア属	トラコーマ，オウム病		テトラサイクリン系
カンジダ属	皮膚・粘膜・口腔の真菌感染症		ミコナゾール，フルコナゾール
	深部・全身性の真菌感染症		アムホテリシンB

〔出典：吉岡 充弘著（2022）〈系統看護学講座（専門基礎分野）〉薬理学 疾病のなりたちと回復の促進3 第15版，医学書院，p73（一部改変）〕

抗菌薬の相互作用

● 金属イオンとキレート形成による相互作用

　テトラサイクリン系薬は，カルシウム，マグネシウム，アルミニウムを含む制酸薬や鉄剤と併用するとこれら金属イオンとキレート錯体を形成して消化管から吸収されにく

> **窓** 牛乳で飲むと効かなくなる薬があります
>
> テトラサイクリン系薬やニューキノロン系薬は，カルシウムを豊富に含む牛乳で服薬するとカルシウムと結合してキレートを形成して吸収されにくくなるので効かなくなります。必ず水で飲むようにしましょう。
>
> 有機化合物の複数の配位座を持つ配位子による金属イオンへの結合をキレートといいます。

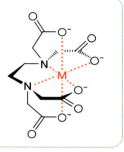

くなるので効力が低下する。また，吸収されたテトラサイクリン系薬物が同じ原理で胎児や乳幼児の歯や骨のカルシウムに吸着してその発育を妨げる。歯に沈着した場合は，テトラサイクリン化合物の黄色で着色し，黄色歯となることがある。胎盤を通過し，母乳にも分泌されるため，妊婦・授乳婦には使用すべきではない。

ニューキノロン系薬もテトラサイクリン系薬と同様に，カルシウム，アルミニウム，マグネシウムを含む製剤と併用すると消化管からの吸収が低下し，効力が低下する。妊婦・小児に禁忌のものがあるので注意を要する。

● **薬物代謝における相互作用**

抗真菌薬であるミコナゾール系薬物やトリアゾール系薬物は，薬物代謝酵素CYP3A4を強力に阻害するのでこの酵素により代謝される他の多くの薬物の薬効を増強し，副作用の発現を高める。一方，抗結核薬であるリファンピシンは，CYP3A4やUGT，P-gpを誘導してこれらで代謝される薬物の効力を減じるので脂質異常症治療薬ペマフィブラート，抗ウイルス薬アメナメビル，アスナプレビル，血管拡張薬マシテンタン，抗真菌薬ポリコナゾール他多くの薬物との併用禁忌となっている。

薬物耐性

薬剤耐性（AMR：Antimicrobial Resistance）とは，一般的に抗菌薬が効きにくくなる，または効かなくなることである。

薬剤耐性菌でよく知られるメチシリン耐性黄色ブドウ球菌（MRSA）は，メチシリンをはじめ多くのβラクタム系薬が結合しにくい新たなペニシリン結合タンパク質2'（PBP2'）を産生することにより耐性を獲得した黄色ブドウ球菌である。MRSAには，バンコマイシン塩酸塩他テイコプラニン，リネソリド，アルベカシン，ダプトマイシンが用いられる。しかし，バンコマイシン塩酸塩が頻用されるとバンコマイシン耐性腸球

各　論

> **窓　薬剤耐性菌を出さないために**
>
> 　薬剤耐性（AMR）が原因で亡くなった人の数は世界で年々増加し，何も対策を講じない場合は2050年には癌による死亡を上回る1,000万人に増えると予想され，社会問題視されています。
>
> 　AMR出現の原因には抗菌薬の不適切な使用があります。不適切な使用とは，症状が少し良くなったからといって自分で服薬を中断すると，感受性が低い菌だけが再び増殖してきます。これらが耐性菌となります。
>
> 　薬物耐性菌を排出しないためには，処方された抗菌薬は最後まで飲みきるなど薬剤の適切な使用が大切です。

菌（VRE）が出現した。緑膿菌は，グラム陰性桿菌の1つで，水中などの湿潤環境に生息する常在菌であるが，水まわり，感染者の尿・便などを感染源としたり，日和見感染症の起炎菌となる。緑膿菌に対してはカルバペネム系薬，アミノグリコシド系薬（アミカシン），ニューキノロン系薬が有効であるが，これら3薬全てに耐性を持つ緑膿菌を多剤耐性緑膿菌（MDRP）という。MDRPは，メタロβ-ラクタマーゼを産生して全てのβラクタム系薬が無効となり，抗菌薬不活性化酵素を獲得することによりアミノグリコシド系薬に耐性を獲得し，薬物排泄ポンプ機能の亢進・II型トポイソメラーゼの変異によりニューキノロン系薬へ耐性となっている。

　近年，問題となっているのは基質特異性拡張型β-ラクタマーゼ（ESBL）を産生する菌で，ペニシリン系薬やセフェム系薬など幅広いβラクタム系抗菌薬を分解できる。したがって多数のβラクタム系薬に耐性を持つ。加えて，耐性を他の菌に伝搬する性質を持つことから臨床上大きな問題となっている。現在，ESBL産生菌にはカルバペネム系抗菌薬が第一選択薬である。

　このような耐性菌が出現する機序には，遺伝子の突然変異と薬剤耐性遺伝子が組み込まれているプラスミドのコピーが感受性菌に伝達される接合伝達という様式がある。後者の方式では，多剤耐性遺伝子が一度に伝達されてしまうことになる。

<u>小児と抗菌薬</u>

　小児は成人と比べて薬物動態や感受性の違いなどから特異的な副作用が生じうる。そのため，小児への安全性が確立されていない薬物が多いなかで小児への安全性が確立されたものを選択する（表2-4）。

2 感染症と薬

表2-4 小児への投与禁忌と回避すべき抗菌薬および推奨される抗菌薬

投与禁忌あるいは回避すべき抗菌薬		推奨される抗菌薬
薬物	有害作用	
クロラムフェニコール	グレイ症候群	ペニシリン系薬
テトラサイクリン系薬	硬組織発育障害，歯牙着色	セフェム系薬
ニューキノロン系薬	関節異常	マクロライド系薬
ST合剤	高ビリルビン血症，核黄疸	

〔出典：医療情報科学研究所編（2023）薬がみえるVol.3 第2版，メディックメディア，p135（参照して作成）〕

窓　抗菌薬の服用時に特に気を付けることは

- コーティング剤は，かんだり溶かしたりすると主薬の苦みが出ますので，小児にはかまないように伝えましょう。
- マクロライド系抗菌薬には小児用細粒，カプセル剤などがありますが，苦みが強いので服用時にかんだりつぶしたりしないようにしましょう。オレンジジュースやスポーツドリンクなどの酸性飲料で服用するとかえって苦みが発現しやすいです。
- 抗菌薬にはアレルギーを引き起こすものがありますので，特にアナフィラキシーショックに注意することが大切です。
- セフェム系抗菌薬と利尿薬フロセミドを併用すると，腎機能障害を起こしやすくなります。

主な細菌感染症と治療薬

突発性発疹

生後4か月～1歳前後までの乳児が主に感染する。38～40℃の高熱が3～4日続き，全身に発疹が出現する。

発熱にはアセトアミノフェン（カロナール®シロップ2％），細菌感染の疑いのある場合は感染細菌を同定したうえで抗菌薬，例えば広域ペニシリン（アモキシリン：サワシン®細粒10％）が処方される。

溶連菌感染症

溶連菌（一般にはA群β溶血性連鎖球菌）は，溶血毒素，発熱毒素，核酸分解酵素，ストレプトキナーゼなどの外毒素を分泌し，喉の痛み（咽頭炎）と高熱をはじめ，とびひ，肛門周囲の皮膚炎など種々の感染症状を引き起こす。乳幼児で体や手足に小さい紅発疹が出たり（猩紅熱），舌にツブツブ（イチゴ舌）が出たりする。発疹の後に落屑が認められるようになる。

各　論

　抗菌薬は，熱が下がったり，喉の痛みが消えるなど症状が消えてもしばらく飲み続けることが大切である。それは，免疫応答により産生された菌体成分に対する抗体がヒト組織成分と交差反応を示し，重大な合併症（急性糸球体腎炎やリウマチ熱などの自己免疫疾患）の原因となることがあるからである。

　アモキシシリン，ベンジルペニシリンベンザチン水和物，クラリスロマイシン，クリンダマイシンなどが選択される。

　発熱は，抗菌薬治療開始後速やかに解熱する。高熱が続く場合は，溶連菌感染症以外の疾患を疑う。飛沫感染するので家庭内感染に注意が必要である。

● 薬物療法

> アモキシシリン水和物
> 　ワイドシリン®細粒
> ベンジルペニシリンベンザチン水和物
> 　バイシリンG®顆粒
> クラリスロマイシン
> 　クラリス®ドライシロップ小児用
> クリンダマイシン塩酸塩
> 　ダラシン®カプセル

とびひ（伝染性膿痂疹）

　とびひは，皮膚の細菌感染症である。とびひには，水ぶくれができるタイプ（水疱性膿痂疹）とかさぶたができるタイプ（痂皮性膿痂疹）がある。水疱性膿痂疹の主な原因菌は黄色ブドウ球菌で，7歳未満の乳幼児に多い。痂皮性膿痂疹の主な原因菌はA群β溶血性連鎖球菌で，年齢・季節を問わず発生する。園や学校で集団感染する。

　治療は，抗菌薬，かゆみを抑える抗ヒスタミン薬や抗アレルギー薬，患部の炎症をおさえる亜鉛華軟膏などが用いられる。

● 薬物療法

> 抗菌薬（内服）
> 　セファレキシン
> 　　ケフレックス®シロップ用細粒，ドライシロップ小児用
> 　　L-ケフレックス®顆粒，小児用顆粒（猩紅熱）
> 　セフジトレン　ピボキシル
> 　　メイアクト®MS小児用細粒（猩紅熱）

>   ミノサイクリン塩酸塩
>   ミノマイシン®顆粒（皮膚組織への移行性良好）
> **抗菌薬（外用）**
>   クロラムフェニコール
>   クロロマイセチン®軟膏
>   フシジン酸ナトリウム
>   フシジンレオ®軟膏（黄色ブドウ球菌に強い抗菌力）
> **皮膚潰瘍治療薬**
>   亜鉛華軟膏
>   亜鉛華軟膏®

百日咳

かぜ症状に続いて特有のけいれん性の咳発作を特徴とする急性気道感染症である。典型的な臨床像は，顔を真っ赤にしてコンコンと激しく発作性に咳込み（スタッカート），最後にヒューと音を立てて息を吸う発作（ウープ）となる。届出を7日以内に行わなければならない。抗菌薬や鎮咳薬が用いられる。

● **薬物療法**

> **抗菌薬**
>   クラリスロマイシン
>   クラリス®ドライシロップ
>   セフジトレン　ピボキシル
>   メイアクトMS®小児用細粒（猩紅熱，百日咳）
>   クラリスロマイシン
>   クラリス®小児用錠，ドライシロップ小児用（猩紅熱，百日咳）
> **鎮咳薬**
>   デキストロメトルファン臭化水素酸塩水和物
>   メジコン®配合シロップ

結膜炎

結膜炎には，感染性結膜炎（細菌性，トラコーマ，ウイルス性）およびアレルギー性結膜炎がある。

細菌性結膜炎は，小児ではインフルエンザ菌，肺炎球菌によるものが多い。治療には広域抗菌薬ニューキノロン系，セフェム系の点眼。トラコーマは，クラミジア・トラコ

各　論

マチス結膜炎で，結膜の濾胞形成が見られる。治療にはアジスロマイシン，テトラサイクリン等が第一選択となる。この外に，主にアデノウイルス8型の感染による流行性角結膜炎がある。感染力は非常に強いが特に治療薬はないので消炎薬の点眼を行い，感染防止が重要である。

● 薬物療法

> ノルフロキサシン
> 　バクシダール®点眼液
> オフロキサシン
> 　タリビッド®点眼液
> レボフロキサシン水和物
> 　クラビット®点眼液
> セフメノキシム塩酸塩
> 　ベストロン®点眼用
> アジスロマイシン水和物
> 　アジマイシン®点眼液
> テトラサイクリン塩酸塩
> 　アクロマイシン®Vカプセル

化膿性髄膜炎（細菌性）

　細菌性髄膜炎では無治療は致死的となる。したがって，本症を疑ったら速やかに初期治療を開始する。髄膜移行性が良く，抗菌スペクトルの広い抗菌薬で経験的に有効と思われる薬物の複数投与が開始される（エンピリック療法）。原因菌が特定されたら感受性のある抗菌薬のみ投与が続けられる。

● 薬物療法

> アンピシリン
> 　ビクシリン®カプセル，ドライシロップ（フルーツミックス）
> ピペラシリンナトリウム
> 　ペントシリン®注射用
> セフォチアム塩酸塩
> 　パンスポリン®静注用
> セフォタキシムナトリウム
> 　セフォタックス®注射用

> メロペネム水和物
> 　メロペン®点滴用静注

マイコプラズマ肺炎

　肺炎マイコプラズマによって起こる呼吸器症状を主症状とする。咳（空咳，時に1か月以上に及ぶ），胸痛，頭痛などの症状を呈する。好発年齢は，学童〜20代に多い（乳児や高齢者は少ない）。X線画像では肺炎の所見を示すが，末梢白血球増多がみられない（異型肺炎）を示し，比較的元気なため出歩くことにより感染を広める（歩く肺炎とも言われる）。

　治療には，マクロライド系，テトラサイクリン系，ニューキノロン系の抗菌薬が用いられる。マイコプラズマには細菌にみられる細胞壁はないので，細胞壁合成阻害薬であるβラクタム系抗生物質（ペニシリン系，セファロスポリン系）は無効である。

● 薬物療法

> アジスロマイシン水和物
> 　ジスロマック®細粒小児用，カプセル小児用
> テトラサイクリン塩酸塩
> 　アクロマイシン®Vカプセル
> レボフロキサシン水和物
> 　クラビット®細粒，錠

肺結核症

　結核は，結核菌を含む飛沫核を吸収することにより感染する（空気感染）（初感染）。結核菌は肺に吸入されると肺胞内のマクロファージに貪食される。通常は，菌はマクロファージに貪食されると死滅するが，結核菌は貪食されたマクロファージ内で増殖（通性細胞内寄生菌）してマクロファージを死滅させ，別のマクロファージに貪食されることを繰り返し，肺に初感染病巣を作る，あるいは遊離している菌が肺門リンパ節に移行して病巣を作る（一次結核症）。症状は，発熱，咳，痰，血痰，喀血，胸痛，呼吸困難，肺門リンパ節腫脹などを来す。

　感染したマクロファージの一部は類上皮細胞やラングハンス巨細胞となって肉芽腫となり結核菌を封じ込める（自然治癒）。封じ込められた結核菌は持続生残菌として体内に存在し，宿主の免疫機能が低下すると再び活性化して再び結核症を引き起こす場合が

各　論

ある（二次性結核症）。結核菌の一部は血流に乗って肺以外の組織で増殖することもある（粟粒結核）。

結核の治療は，イソニアジド，リファンピシン，ピラジナミド，エタンブトールまたはストレプトマイシンの4剤を必要期間投与する標準治療が行われる。乳幼児は通常エタンブトールを除いた3剤を用いる（図2-8）。

● **薬物療法**

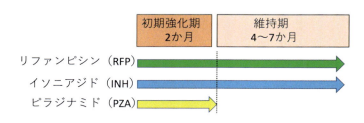

図2-8　小児の結核の治療

● **副作用**

リファンピシンの体内での代謝物が赤橙色であるため尿，便，涙が赤色を呈することがあるので，あらかじめ伝えておく。アレルギーや肝機能障害を誘発することがある。リファンピシンは薬物代謝酵素CYP3A4を誘導し，CYP3A4で代謝される薬物の代謝を亢進させて薬効を減少させるので，薬物相互作用には注意を要する。イソニアジドの服用によりビタミンB6の欠乏を来し，末梢神経炎を起こすことがある。エタンブトールは，視神経の炎症を来し視力低下を引き起こすことがあるが，休薬により回復する。

非結核性抗酸菌症（肺MAC症）

非結核性抗酸菌症は，結核菌と同じ抗酸菌類である非結核性抗酸菌の感染により発症する。近年増加している。

窓　リファンピシンの相互作用

心臓移植手術を受け，免疫抑制薬としてシクロスポリンを使用していた患者に結核が疑われ，1日600mgのリファンピシンを投与したところ，シクロスポリンの代謝が増大し，血漿中濃度が下がりました。移植された心臓は拒絶され，患者は死亡しました。リファンピシンは薬物代謝酵素CYP3A4の誘導を起こし，シクロスポリンの代謝が亢進されて拒絶反応に至ったという酵素誘導による相互作用の痛ましい例です。

非結核性抗酸菌は，土や水の中にすみついている。人から人への伝染はまれで，菌を含んだ水滴や埃を吸い込むことで感染すると考えられている。症状は長引く咳や血痰，発熱や全身倦怠を呈する。進行は遅く，数年から10年以上かけてゆっくり進行する。治療には，結核菌と同じクラリスロマイシン，リファンピシン，エタンブトール，ストレプトマイシンなどを用いるが，治療法は確立されていない。

主な真菌感染症と治療薬

鵞口瘡（がこうそう）

鵞口瘡とは口腔内真菌（カンジダ）感染症で，新生児，乳児によくみられる。口腔内にカンジダが増殖すると口中に白いミルクカスのようなものがついているように見える。カンジダは常在菌であるので乳首から感染したり，抗生物質の長期投与による菌交代現象で増殖する。鵞口瘡は口内炎と違い，痛みやかゆみはなく，ほとんどの場合自然に治癒するが，口中の痛みや不快感により哺乳が悪くなる場合には抗真菌薬による治療が行われる。

● **薬物療法（抗真菌薬）**

```
アムホテリシンB
    ファンギゾン®シロップ
クロトリマゾール
    エンペシド®トローチ
ミコナゾール
    オラビ®錠口腔用（上顎歯肉に付着）
    フロリードゲル®経口用（口腔内塗布）
```

主なウイルス疾患と治療薬

ウイルスの構造は，タンパク質の殻と核酸（DNAまたはRNA）からなる病原体の中で最も小さく，単純なものとなっている。ウイルスは単体では増殖できず，寄生した宿主細胞の機能を利用して増殖する（偏性細胞内寄生性）。従って，抗ウイルス薬には細菌や真菌に対する抗菌薬のような選択毒性を持たせにくく，有効な抗ウイルス薬のないウイルス感染症も少なくない。

ウイルスの増殖は，①宿主の細胞に吸着・侵入し，ウイルス核酸を宿主細胞内に放出し，②宿主の機能を使用して（一部のウイルスは自身の酵素を利用する）ウイルス遺伝子を

各論

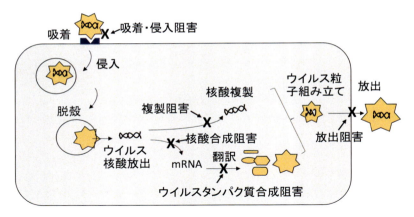

図2-9　ウイルスの感染・増殖機構と抗ウイルス薬の作用点

複製し，③ウイルスに必要なタンパク質を合成し，④これらを統合して新たなウイルス粒子を形成し，⑤細胞外に放出されるという過程で行われる。抗ウイルス薬は，これらの様々なステップを阻害して抗ウイルス効果を現す（図2-9）。代表的な薬物に，抗インフルエンザ薬，抗ヘルペスウイルス薬，抗HIV薬，慢性ウイルス性肝炎治療薬がある。

かぜ症候群

　一般によく「かぜ」と言われるのは上気道粘膜の炎症を基とする喉の痛み，咳や鼻水，鼻閉などの局所症状に加え発熱，頭痛，倦怠感などの全身症状を呈する症候群である。原因は，80％以上はウイルス感染によるもので，最も多いのはライノウイルスである。一年間を通して感染の可能性があるが，春と秋に流行しやすい。乳幼児から成人まで幅広く感染する。RSウイルス（RSV：respiratory syncytial virus）はパラミクソウイルス科に属するRNAウイルスで，小児の感冒の原因として最も頻度が高い。RSVは呼吸器系感染症の原因となり，乳児では急性細気管支炎の主要源となり，呼気性喘鳴，呼吸困難やクループ症候群などを来すことがある。ほかにコロナウイルスやアデノウイルス（小児の咽頭炎の原因になりやすい）など200種以上のウイルスが知られている。

　残りは細菌，マイコプラズマ，クラミジアなどウイルス以外による感染である。

● 予防

　感染経路は，会話や咳・くしゃみをしたときに口から飛び散った水滴（飛沫）を直接吸い込む飛沫感染と飛沫が付着したドアノブなどに触れた手で目，鼻や口を触ることによる接触感染がある。予防にはマスクの着用，手洗い，外出時は人混みを避けるなど基

本を励行することである。これらのウイルスに対するワクチンはない。

● 治療

ウイルス感染症には治療薬はないので対症療法が主となる。対症療法として小児の発熱にはアセトアミノフェン（アルピニー®坐剤外），去痰にはカルボシステイン（ムコダイン®DS50%）などが用いられる。脱水症を防ぐためにこまめな水分補給を行う。

1）子供向け市販薬（OTC）医薬品について

「総合感冒薬」として，幼児用PL配合顆粒，小児用ペレックス配合顆粒などがドラッグストアで販売されていて処方箋なしに購入できるので持参している場合がある。しかしこれらに含まれるサリチルアミドは「15歳未満の水痘，インフルエンザの発熱には使用しない」，プロメタジンは「2歳未満には禁忌。2歳以上に対しては治療上有益性が危険性を上回ると判断される場合のみ投与」と記載されているので注意を要する。

● 薬物療法

> PL配合顆粒・幼児用PL配合顆粒
>   サリチルアミド，アセトアミノフェン，プロメタジン，無水カフェイン
> ペレックス配合顆粒・小児用ペレックス配合顆粒
>   サリチルアミド，アセトアミノフェン，クロルフェニラミン，無水カフェイン

インフルエンザ

A型またはB型インフルエンザウイルスの感染を受けてから1〜3日間ほどの潜伏期間の後に，発熱（通常38℃以上の高熱），頭痛，全身倦怠感，筋肉痛・関節痛などの症状が現れ，咳，鼻汁などの上気道炎症状がこれに続き，約1週間の経過で軽快するのが一般的なパターンである。

小児では中耳炎の合併，熱性痙攣や気管支喘息を誘発することもある。近年，幼児を中心とした小児において，急激に悪化する急性脳症が増加することが明らかとなっており，毎年50〜200人のインフルエンザ脳症患者が報告され，その約10〜30%が死亡している。臨床経過や病理所見からは，ライ症候群とは区別される疾患と考えられるが，原因は不明である。

● 感染症法における取り扱い

インフルエンザ（鳥インフルエンザ及び新型インフルエンザ等感染症を除く）は定点報告対象（5類感染症）であり，指定届出機関は週ごとに保健所に届け出なければならない。学校保健安全法における取り扱いでは，発症した後5日を経過し，かつ，解熱し

各　論

た後2日（幼児にあっては，3日）を経過するまで出席停止とされている。ただし，病状により学校医その他の医師において感染の恐れがないと認めたときは，この限りでない。

インフルエンザ治療は，抗インフルエンザウイルス薬と必要に応じて解熱薬，抗ヒスタミン薬，鎮咳薬などの対症療法を行う。

● 抗インフルエンザウイルス薬の作用点

ウイルス由来のノイラミニダーゼは，宿主細胞のシアル酸と増殖したウイルスの赤血球凝集素の結合を切断してウイルスの放出を可能にする酵素である。ノイラミニダーゼ阻害薬（第一選択）は，シアル酸と類似の構造を有するため，ノイラミニダーゼの働きを阻害してウイルスが細胞外遊離・増殖を抑える。Cap依存性エンドヌクレアーゼはインフルエンザウイルス複製を阻害する。ファビピラビル（アビガン）はRNAポリメラーゼを阻害して遺伝子の複製を阻害する。ノイラミニダーゼ阻害薬とは作用機序が異なるためノイラミニダーゼ阻害薬に対する耐性ウイルスがまん延した場合に使用できるよう国が必要と判断した場合のみ使用可能である（図2-10）。

● 抗インフルエンザウイルス薬の特徴

ノイラミニダーゼ阻害薬は発症早期（発症後48時間以内）に投与することにより罹患期間が短縮できる。A型およびB型に有効である。いずれの薬物も効果はほぼ同等であるため，主に投与経路・使用法の違いから選択する（表2-5）。

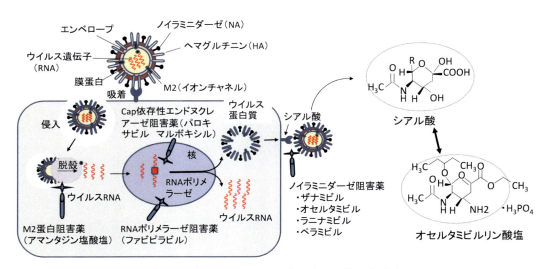

図2-10　抗インフルエンザウイルス薬の作用点

表2-5　小児に用いられる抗インフルエンザ薬

用法	一般名	作用機序	商品名
内服	オセルタミビルリン酸塩	ノイラミニダーゼ阻害	タミフル®ドライシロップ3％
			オセルタミビルDS3％「サワイ」
			タミフル®カプセル75
			オセルタミビルカプセル75
	バロキサビル マルボキシル	Cap依存性エンドヌクレアーゼ阻害	ゾフルーザ®顆粒2％分包
			ゾフルーザ®錠10mg・20mg
吸入	ザナミビル水和物	ノイラミニダーゼ阻害	リレンザ®吸入1ブリース5mg
	ラニナミビルオクタン酸エステル水和物	ノイラミニダーゼ阻害	イナビル®吸入粉末剤20mg
			イナビル®吸入懸濁用160mgセット
静注	ペラミビル水和物	ノイラミニダーゼ阻害	ラピアクタ®点滴静注液バッグ300mg
			ラピアクタ®点滴静注液バイアル150mg

● **抗インフルエンザウイルス薬の副作用**

　ノイラミニダーゼ阻害薬では，悪心・嘔吐，下痢，発疹，ショック，アナフィラキシーを来すことがある。吸入薬では気道刺激により気管支攣縮，呼吸困難を来すことがある。オセルタミビルとザナミビルは5日間処方される。1～2日で解熱しても薬は使い切る。

　意味不明の言動や意識がぼんやりしているなどの異常行動や熱性けいれんがみられることがある。異常行動は，抗インフルエンザウイルス薬の種類にかかわらず，あるいは薬物療法の有無にかかわらずみられることもあるので，自宅療養時は少なくとも発熱から2日間は患者を一人にしないで転落などの事故防止を講じる。けいれんを起こした場合は脳炎による場合もあるのですぐに受診する。

● **解熱薬**

　インフルエンザに罹患した小児の発熱に使用できるのはアセトアミノフェン（カロナール）だけである（前述）。自己判断で市販薬を使用しない。

窓　インフルエンザと異常行動

　インフルエンザにかかると異常行動が現れることがあります。小児，未成年者の場合は，薬の服用の有無にかかわらず患者を一人にしないようにしましょう。

　薬を飲み始めて1～2日で解熱する場合が多いですが，たとえ熱が下がっても薬は使い切りましょう。5日間程度は体内にウイルスが残っている可能性があるので，途中での薬の中止は耐性ウイルスの発生をもたらします。

各　論

● インフルエンザの予防

① 流行前のワクチン接種

　我が国で使用されているインフルエンザワクチンは，A型とB型ウイルス表面赤血球凝集素（HA）を主成分とした不活性化HAワクチンである。

　変異ウイルスの抗原性に合わせて毎年新たにワクチンが製造されている。ワクチンの精製には，ウイルスの増殖に発育鶏卵が用いられた不活性化ワクチンであるので，ワクチン接種後30分くらいはアレルギー反応の有無を確認する。特に卵アレルギーのある小児への使用はアナフィラキシーショックの発現に注意を要する。ワクチンの皮下・筋肉内投与では，血中IgG抗体が誘導されるので感染しても発症・重症化を防止できるが，感染そのものを防止するものではない。発熱を指標とした場合，1歳〜6歳での有効率は20〜30％，小学生で50％くらいとされている。感染阻止はできなくても発熱期間の短縮，重症化の阻止には有効である。

　ワクチンの経鼻接種により粘膜免疫（IgA抗体）を鼻粘膜，気道や肺に誘導することで感染を防止できる。経鼻インフルエンザワクチンであるフルミスト点鼻液は，痛みを伴わないので小児の接種に向いており海外では広く使われてきており，国内では2023年に承認された。フルミストは弱毒化生ワクチンであるので経鼻接種することにより効力の高い持続性（1年間有効）の免疫を誘導することができる。

新型コロナウイルス感染症

　新型コロナウイルス感染症（COVID-19）は2019年12月中国で報告され，本症の原因ウイルスSARS-CoV-2に感染することで引き起こされることが判明した。感染症法の位置づけは，これまで，「新型インフルエンザ等感染症（いわゆる2類相当）」とされていたが，2023年5月8日から「5類感染症」になった。

　インフルエンザとCOVID-19の比較では両感染症ともに発熱，頭痛，鼻汁・鼻閉，倦怠感，関節・筋肉痛を来すが，COVID-19では鼻汁・鼻閉はインフルエンザに比べて少なく，呼吸症状，消化器症状，味覚障害や嗅覚障害が多いことが特徴である。潜伏期間は，インフルエンザ1〜2日間に比べてCOVID-19では平均約5日間と長い。ただし，オミクロン株は潜伏期が2〜3日と短く，感染後無症状で経過する者の割合は20〜30％と考えられている。次々に登場する変異体によって性質が異なってくるので最新の情報に注意されたい。

● 小児例の特徴

小児例では無症状者/軽症者が多いことが特徴であるが，これらの例においてPCRなどで検出されるウイルスゲノム量は有症者と同様に多く，呼吸由来検体のみならず，便中への排泄も長期間みられる。こうしたことが家庭内感染につながる。小児感染の注意すべき症状として「クループ」と呼ばれる急性喉頭気管気管支炎が指摘されている。クループでは喉頭から気管支にかけて強い炎症が起こり，喉の痛みと声帯付近の炎症による「犬やオットセイの鳴き声」に似た苦しそうな咳が出るのが特徴である。まれに重症化することがある。

COVID-19パンデミックに伴い，20歳以下の感染者の中に複数臓器に強い炎症反応を認める小児多系統炎症性症候群（MIS-C）を発症し，その中に川崎病と類似した症例が報告された。

● 治療方法

抗ウイルス薬，抗炎症薬（ステロイド薬），抗体カクテル療法，血清抗体，分子標的薬，抗凝固薬，線溶制御薬など承認されたもの，開発中のものが多数あり，推奨される治療法は刻々と変化している。

感染経路は，感染者（無症状病原体保有者を含む）から咳，くしゃみ，会話などの際に排出されるウイルスを含んだ飛沫・エアゾールの吸入が主な感染経路である。

● 予防

予防には，ワクチンの接種，マスクの着用，3密（密集，密接，密閉）を避ける，安全な距離をとる，換気を十分に行う，手洗いの励行などが重要である。

1）遺伝子ワクチン

新型コロナウイルスワクチンは，従来の生ワクチンや不活性化ワクチンと違って，SARS-CoV-2のスパイクタンパク質をコードする遺伝子（mRNA）を利用したワクチンで，mRNAを脂質膜ナノ粒子に封じ込めた遺伝子ワクチンや不活性化したアデノウイルスの遺伝子の中にmRNAを組み込んだウイルスベクターワクチンが使用されている。ワクチンの接種は，感染そのものを予防するものではないが，感染症の発症・重症化が予防できると期待されている。

この他不活化ワクチン，組換えタンパクワクチン，ペプチドワクチン，DNAワクチンが開発中である。

2）ワクチンの副反応

遺伝子ワクチンでは37.5度以上の発熱，倦怠感，頭痛といった大きな副反応や注射部

各論

> ### 窓　感染経路
>
> 　インフルエンザウイルスや新型コロナウイルス感染症の感染経路は，主に飛沫感染と接触感染の2つがあります。飛沫感染の防止には，マスクを着用し，使用後のマスクは放置せず，ごみ箱に捨てましょう。マスクは鼻までしっかり覆うようにしましょう。適度な湿度の保持，人混みのある場所を避けましょう。接触感染防止には，外出後は正しい手洗いを励行しましょう。他人に移さないエチケットとして，くしゃみや咳などを押さえた手でドアノブなど周囲の物にウイルスを付着させたりしないためにこまめな手洗いを心がけましょう。
> 　十分な休養とバランスのとれた食事をとり，免疫力の高い体力を養いましょう。

位の痛み，筋肉や関節の痛み，悪寒，下痢の症状があるが，大部分は接種の翌日をピークに発現し，数日以内に回復する。重大な副作用にアレルギー反応がある。mRNAワクチンでは，シェルに含まれるポリエチレングリコール（PEG）が原因となり，まれにアナフィラキシーを起こすことがある。

急性扁桃炎

　アデノウイルス，EBウイルスが半数を占め，細菌ではA群溶連菌が主要な感染病原体である。溶連菌に対しては抗菌薬が用いられる（前述）。ウイルス性の場合は，予後は良好で，通常はNSAIDs投与の対象療法でよい。

麻疹

　麻疹ウイルスの感染経路は，空気感染，飛沫感染，接触感染で，ヒトからヒトへ感染が伝播し，その感染力は非常に強い。潜伏期間10〜12日の後に発熱，鼻汁，咳，結膜充血などがみられ，この時期にコプリック斑（口腔内頬粘膜の白い斑点）がみられる。一度熱は下がるがその後40℃を超える高熱を発し，頸部，顔面から発疹が出現し，全身に広がる。経口摂取ができなくなるため，乳幼児では脱水症状に注意する。中耳炎，肺炎，脳炎の合併もみられることがあるので細心の注意が必要である。

　予防には，MRワクチンを1歳児と小学校入学前の幼児に2回接種する。ワクチン未接種の子どもが学校などで麻疹に接触したら，生後6か月以降なら接触後72時間以内にワクチン接種が勧められる。対症療法として解熱薬や去痰薬が用いられる。

　発熱にはアセトアミノフェン（カロナール®）が，去痰にはカルボシステイン（ムコダイン®）が用いられる。

● 薬物療法

アセトアミノフェン
カロナール®細粒20%
カルボシステイン
ムコダイン®シロップ5%

ヘルペスウイルス感染症

　ヘルペスウイルス（HHV）は，エンベロープを有する2本鎖DNAウイルスである。小児期に感染するものが多く，治癒後も体内の神経細胞，マクロファージやB細胞など体内に潜伏し，宿主の免疫力の低下に伴って再活性化し回帰発症を起こすという特徴がある。ヒトに感染するHHVには，何種類かある（表2-6）。

● 抗ヘルペス薬

　抗ヘルペス薬には単純ヘルペスウイルス（HSV）と水痘・帯状疱疹ウイルス（VZV）にのみ有効な薬物（アシクロビル，バラシクロビル，ファムシクロビル，ビダラビン）とサイトメガロウイルス（CMV）にも有効な薬物（ガンシクロビル，バルガンシクロビル，ホスカルネット）がある。これらには，活性化にウイルス酵素が必要な薬物（アシクロビル，ガンシクロビル，バラシクロビル，ファムシクロビル，バルガンシクロビル）とウイルス酵素が不要な薬物（ビダラビン，ホスカルネット）がある。作用機序は，基本薬であるアシクロビルを例にとると，ウイルス感染細胞内でまずウイルス酵素（チミジンキナーゼ）によりリン酸化されてアシクロビル一リン酸となり，引き続いて宿主キナーゼによりリン酸化されてアシクロビル三リン酸になってウイルスDNAポリメラーゼを阻害することによりウイルスDNAの複製・増殖を阻害する（図2-11）。ウイルスに感

表2-6　小児が感染しやすいヘルペスウイルス感染症

一般名	疾患		主な抗ウイルス薬
	初感染	回帰感染	
単純ヘルペスウイルス1型（HSV-1）	口唇ヘルペス，歯肉口内炎，性器ヘルペス	口唇ヘルペス，成人の脳炎，角膜ヘルペス	アシクロビル
単純ヘルペスウイルス2型（HSV-2）	性器ヘルペス，口唇ヘルペス，新生児脳炎	性器ヘルペス	アシクロビル
水痘・帯状疱疹ウイルス（VZV）	水痘	帯状疱疹	アシクロビル
サイトメガロウイルス（CMV）	巨細胞封入体症	肺炎，網膜炎，肝炎，腸炎	ガンシクロビル

各 論

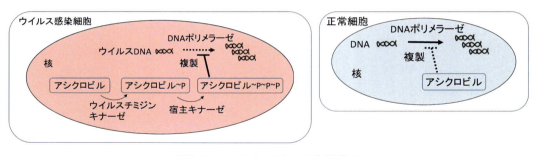

図2-11　アシクロビルの作用機序

染していない正常細胞内ではウイルス酵素が存在しないのでアシクロビルはリン酸化されず，活性化体とならないのでウイルス感染細胞にしか作用しないという選択毒性がある。

● ヘルペス性歯肉口内炎

　単純ヘルペスウイルス1型の感染による。乳幼児に多い。39〜40℃の高熱が3〜5日続き，口唇，口腔粘膜，舌，口蓋に小水疱，歯肉に発赤腫脹・出血がみられる。痛みが強く，食事が困難になり，脱水症状を呈することがある。

　薬物療法は抗ウイルス薬アシクロビルの内服，口唇および皮膚の病変にはソビラックス®軟膏の適用および発熱には解熱薬アセトアミノフェンが用いられる。

● 薬物療法

> アシクロビル
> 　ゾビラックス®顆粒，ゾビラックス軟膏
> アセトアミノフェン
> 　カロナール®細粒

水痘・帯状疱疹ウイルス

　水痘・帯状疱疹ウイルス（VZV）は，多くは小児期に初感染し，発疹，水疱（みずぼうそう）を形成し，痂疲化する。感染拡大防止のため，学校保健安全法により全ての皮疹が痂疲化するまで出席停止となる。

　発症後早期（48時間以内）に抗ウイルス薬であるアシクロビルを内服すると症状が軽減する。水痘の患者と接触して72時間以内に水痘ワクチンを緊急接種すると予防効果がある。高熱が続く場合はアセトアミノフェンを内服する。

　水痘の治癒後，VZVは知覚神経節に生涯潜伏し，高齢化や免疫抑制剤投与など免疫機

能低下時に神経軸索を通って神経末端に再び疱疹（帯状疱疹）を来すことがある（回帰発症）。このとき神経を障害するので痛みを発生する。特に皮膚に触れると痛い（接触性疼痛）という神経障害性疼痛を後遺することがある。この痛みにはプレガバリンの適応がある。

● 薬物療法

> **アシクロビル**
> 　ゾビラックス®顆粒
> 　アシクロビル®シロップ
> **プレガバリン**
> 　リリカ®OD錠，カプセル

サイトメガロウイルス

　サイトメガロウイルス（CMV）は，小児期に多くの人が初感染する。ほとんどの場合が不顕性感染であり，以下の場合を除いて臨床上問題になることは少ない。造血幹細胞移植・臓器移植患者，HIV感染者あるいは悪性腫瘍患者における日和見感染症による脳炎，肺炎，肝炎，網膜炎，腸炎には抗サイトメガロウイルス薬（ガンシクロビル）が治療に用いられる。未感染女性が妊娠中に初感染することによる母子感染で低体重児，小頭症，精神運動発達遅延，難聴，貧血等の児を出産することがある。感染胎児，新生児に対して有効な治療法は確立されていないので，未感染妊婦にはCMV感染予防（衛生対策）が中心になる。

● 薬物療法

> **ガンシクロビル**
> 　デノシン®点滴静注用
> **バルガンシクロビル塩酸塩**（ガンシクロビルのプロドラッグ）
> 　バリキサ®ドライシロップ

無菌性髄膜炎

　細菌感染以外の原因による髄膜炎で，多くはウイルス感染症である。症状は，発熱，頭痛，嘔吐，髄膜刺激症状（後部硬直，ケルニッヒ徴候，ブルジンスキー徴候）などである。起因ウイルスは，エンテロウイルスが最多で，ムンプス，パレコウイルス，ヘルペス，インフルエンザのウイルスがある。ヘルペスとインフルエンザウイルスを除いて

各　論

は特別な抗ウイルス薬はない。原因が特定されるまで抗菌薬やアシクロビルの投与が行われることがある（エンピリック療法）。薬剤性に誘発される髄膜炎では，イブプロフェン，ロキソプロフェンナトリウム，ナプロキセン，ジクロフェナクなどで知られている。

　発熱にはアセトアミノフェン，頭蓋内圧亢進には高浸透圧利尿薬グリセオール，ヘルペスウイルスにはアシクロビル，インフルエンザの場合は抗インフルエンザ薬が用いられる。

その他のウイルス感染症と治療薬

風疹

　風疹ウイルスの主な感染経路は飛沫感染で，接触感染もある。ワクチンによる予防が中心。感染した場合，発疹が消失するまで出席停止となる。ワクチンを接種していない妊婦が感染すると胎児に先天的風疹症候群（CRS）が発生する危険がある。白内障，心奇形，難聴はCRSの三大症状と言われる。

ムンプス（流行性耳下腺炎）

　ムンプス（おたふくかぜ）は，ムンプスウイルスの飛沫感染や接触感染により唾液腺に炎症を来す。小学校低学年に多く，片側あるいは両側の耳下腺や顎下腺が腫脹する。治療薬は特にない。発熱や唾液腺の痛みが続く場合は鎮痛薬の投与を行う。予防にはワクチン接種を行う。

手足口病

　主にコクサッキーA6，A16とエンテロウイルス71の感染によるもので，夏から秋によくみられる季節性が特徴である。水疱性丘疹が，手掌，足蹠，関節部，殿部，頬粘膜，舌，口蓋などにみられる。微熱程度のことが多いが，時に高熱が出ることもあり，アセトアミノフェン（カロナール®細粒）が処方される。

ヘルパンギーナ

　主にコクサッキーウイルスA群の感染で，手足口病とよく似た口腔内症状を示すが，水疱は喉蓋咽頭部に出る，手足に所見がない，突然の発熱で始まり高熱が2～3日続くことが多い，などの特徴がある。発熱には，アセトアミノフェン（カロナール®細粒あるいはアンヒバ®坐剤小児用）が用いられる。

> **窓** 手足口病，ヘルパンギーナ，ヘルペス性歯肉口内炎
>
> いずれも口の中が痛いので食事を嫌がります。プリン，ゼリー，ヨーグルトなど食べやすいものや牛乳や冷たいポタージュスープなどで水分を十分とるようにしましょう。
>
> 数日たてば自然治癒するので根気よく対応しましょう。ウイルスは症状が治まった後も数週間排泄され続けるとされていますので，汚物の処理には注意しましょう。

HIV感染症

ヒト免疫不全ウイルスHIV（human immunodeficiency virus）は，主にCD4陽性Tリンパ球に感染するレトロウイルスである。HIVに感染するとCD4陽性Tリンパ球が破壊されて免疫系が破綻し，適切な治療が施されなければ最終的に後天的免疫不全症候群（AIDS：acquired immunodeficiency syndrome）を発症する。

小児のHIV感染症のほとんどは母子感染によるもので，経胎盤感染，出産時に産道で血中の病原体に感染する経産道感染および母乳感染による。妊娠初期のHIVスクリーニング検査，感染母親への抗HIV薬の多剤併用療法（ART）の実施，帝王切開による分娩，児のART，止乳の施行によりHIV母子感染の予防が可能となっている。

近年，抗HIV薬として核酸系逆転写酵素阻害薬（NRTI），非核酸系逆転写酵素阻害薬（NNRTI），プロテアーゼ阻害薬（PI），侵入阻害薬（CCR5阻害剤），インテグラーゼ阻害薬（INSTI）など作用機序の異なる多種類の薬物が開発されており，これら薬物を複数組み合わせたARTにより良好な治療効果が得られるようになってきている。

その他

伝染性紅斑，アデノウイルス咽頭炎・咽頭結膜炎などは，基本的に経過観察のみで治療を必要としない。感染経路をよく把握し，感染の予防に努める。発熱にはアセトアミノフェン（カロナール®細粒），痒みにはオロパタジン（アレロック®顆粒）が用いられる。

引用参考文献

1）吉岡充弘著（2022）〈系統看護学講座（専門基礎分野）〉薬理学 疾病のなりたちと回復の促進3 第15版，医学書院，p73
2）医療情報科学研究所編（2023）薬がみえるVol.3 第2版，メディックメディア，p135

各論

3 アレルギー疾患と薬

アレルギーとは

　アレルギーとは，病原体や食物・花粉などの外因性異種タンパク質の侵入から自己を守るための免疫反応が病的に，生体に不利に働く場合をいう。

　アレルギーは，免疫的機序の違いにより，即時型（Ⅰ型），細胞障害型（Ⅱ型），免疫複合体型（Ⅲ型），遅延型（Ⅳ型）に分けられる（ゲルとクームスの分類）。アレルギーは，狭義にⅠ型アレルギー（IgE抗体が関与）を指すことが多いが，この分類に当てはめにくい疾患や複数の型に該当する疾患もある。

　小児によくみられるアレルギー疾患には，アトピー性皮膚炎，気管支喘息（後述），蕁麻疹，食物アレルギー，アレルギー性鼻炎・アレルギー性結膜炎，アレルギー性紫斑病（IgA血管炎）などがある。食物，ハウスダスト，花粉，細菌やウイルス感染，薬剤などが誘因となる。

　Ⅰ型アレルギーの即時型反応には，ヒスタミン，ロイコトリエン，トロンボキサンA_2などのケミカルメディエーターが関与する。したがって抗アレルギー薬は，これらケミカルメディエーターの遊離抑制薬および拮抗薬が中心となる。

抗アレルギー薬

　抗アレルギー薬は，主にⅠ型アレルギーによる症状を抑制する薬である（図3-1）。

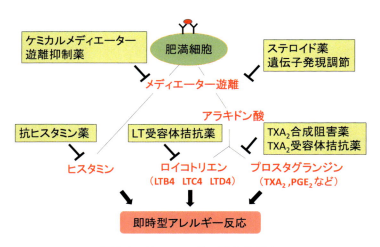

図3-1　抗アレルギー薬の作用点

アレルギー反応の治療には，ケミカルメディエーター遊離抑制薬，抗ヒスタミン薬（H_1受容体拮抗薬），トロンボキサン関連薬，ロイコトリエン関連薬およびTh2サイトカイン阻害薬がある（表3-1）。このほか副腎皮質ステロイド薬や他の免疫抑制薬が用いられる。これらの薬物は疾患選択性があるのでその適応を表3-2に示した。

主なアレルギー疾患と治療薬

アトピー性皮膚炎

強い掻痒と湿疹が増悪と寛解を繰り返す慢性の炎症性皮膚疾患で，患者の多くはアトピー素因を持つ。遺伝的要因に環境要因（乳幼児は食物抗原，乳児期以降はハウスダストなどの因子）やストレスなどの多様な因子が重なって発症する。ダニアレルギーは気管支喘息やアトピー性皮膚炎の原因にもなる。皮膚のバリア機能の低下により抗原が侵入しやすくなり，Ⅰ型（主に肥満細胞からケミカルメディエーターの遊離を介する即時型）・Ⅳ型アレルギー（感作Tリンパ球を介する遅延型）機序が関与する（図3-2）。

表3-1 各種抗アレルギー薬

分類	薬物	作用
ケミカルメディエーター遊離抑制薬	クロモグリク酸ナトリウム トラニラスト ペロミラストカリウム	ヒスタミン，LTなどの遊離抑制
抗ヒスタミン薬（H_1受容体拮抗薬）		
第一世代	クロルフェニラミンマレイン酸塩 ジフェンヒドラミン	H_1受容体遮断
第二世代（抗アレルギー性）	アゼラスチン塩酸塩 ケトチフェンフマル酸塩 オキサトミド	H_1受容体遮断 ヒスタミン，LTなどの遊離抑制
第二世代（非鎮静性）	フェキソフェナジン塩酸塩 オロパタジン塩酸塩 メキタジン エピナスチン塩酸塩 セチリジン塩酸塩 エバスチン ロラタジン ベポタスチンベシル酸塩	H_1受容体遮断 ヒスタミン，LTなどの遊離抑制
トロンボキサン（TX）関連薬		
TXA_2合成阻害薬	オザグレル[1]	TXA_2合成阻害
TXA_2受容体拮抗薬	セラトロダスト ラマトロパン	TXA_2受容体遮断
ロイコトリエン（LT）関連薬		
LT遊離抑制薬	イブジラスト	LT遊離抑制 LT受容体遮断
LT受容体拮抗薬	プランルカスト モンテルカスト ザフィルルカスト	LT受容体遮断
Th2サイトカイン阻害薬		
Th2サイトカイン阻害薬	スプラタスト	IL-4, IL-5などのTh2サイトカイン阻害

[1] 小児禁忌

各　論

表3-2　抗アレルギー薬の薬物選択の指標

	メディエーター遊離抑制薬	第二世代抗ヒスタミン薬	TXA₂阻害薬			LT受容体拮抗薬	Th2サイトカイン阻害薬
			合成阻害薬	受容体拮抗薬			
				セラトロダスト	ラマトロバン		
気管支喘息	○	○	○	○		○	○
アレルギー性鼻炎・花粉症　鼻漏型	○	◎			○	○	
アレルギー性鼻炎・花粉症　鼻閉型	○	○			◎	◎	○
アレルギー性結膜炎	◎ 点眼薬	◎ 点眼薬					
アレルギー性皮膚疾患	○ 一部の薬剤	◎					○

◎：第一選択薬

〔伊豆津 宏二, 今井 靖, 桑名 正隆, 寺田 智祐編：アレルギー疾患治療薬, 今日の治療薬 2024年版, p363, 2024, 南江堂」より許諾を得て転載〕

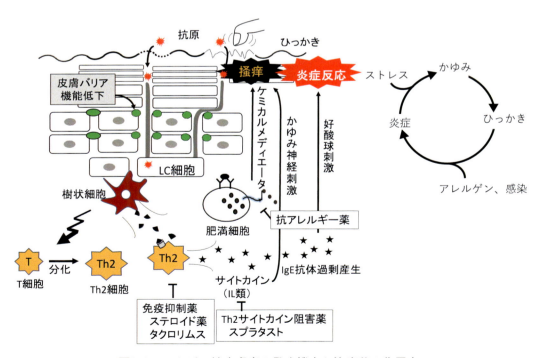

図3-2　アトピー性皮膚炎の発症機序と治療薬の作用点

● アトピー性皮膚炎の症状

原因や症状には個人差があり，症状を悪化させる要因も人それぞれ異なるが，強いかゆみを伴う皮疹が生じて，引っかきした皮膚はバリア機能が低下してわずかな刺激でかゆみが強くなってかいてしまい，さらに皮疹を悪化させるという悪循環に陥りやすい。

皮疹は，赤みのある湿疹，プツプツと盛り上がりのある湿疹，ジクジクと水分の多い湿疹，ゴツゴツしたしこりのような湿疹がみられ，さらにかくことによって皮膚が厚くなった状態（苔癬化）になったり，かさぶたができたりする。

湿疹ができやすい部位は，乳児期は顔，耳や首回り，頭に多く，幼児期にかけてだんだんと体幹や下肢に広がり，関節部分にできやすく，皮膚の乾燥が目立つようになる。思春期〜青年期になると，顔や胸，背中，ひじなど上半身に湿疹ができやすくなる。

アトピー性皮膚炎の患者では皮膚バリア機能が低下している。かゆみのため皮膚をひっかくとさらにバリア機能の悪化を招く。LC（ランゲルハンス細胞），真皮樹状細胞は表皮のバリアを突破してきた抗原を補足し，免疫反応を司る。免疫抑制薬，Th2サイトカイン阻害薬や抗アレルギー薬が治療に用いられる。

● 治療・管理

アトピー性皮膚炎の治療は，湿疹に対してステロイド外用薬が中心で，タクロリムス軟膏（免疫抑制薬）も用いられる。皮膚の乾燥，バリア機能低下に対して保湿剤によるスキンケア，掻痒に対してヒスタミンH_1受容体拮抗薬や抗アレルギー薬療法が行われる（表3-3）。

表3-3 アトピー性皮膚炎の治療薬

目的	薬物		代表例
炎症反応の抑制	副腎皮質ステロイド		・ステロイド外用剤
	免疫抑制薬		・タクロリムス軟膏
	JAK阻害薬		・デルゴシチニブ軟膏
	PDE4阻害薬		・ジファミラスト軟膏
スキンケア（皮膚の保湿）	保湿剤		・ヘパリン類似物質　・尿素製剤 ・ワセリン　・亜鉛華軟膏
掻痒対策	抗ヒスタミン薬（H_1受容体拮抗薬）	第一世代	・ジフェンヒドラミン　・クロルフェニラミン
		第二世代	・フェキソフェナジン　・ロラタジン ・レボセチリジン　・ビラスチン

〔出典：医療情報科学研究所編（2023）薬がみえるVol.2 第2版，メディックメディア，p500〕

各　論

● ステロイド外用薬
1）使用方法

　ステロイド外用薬には，軟膏，クリーム，ローション，テープがある。油脂性軟膏は乾燥型や湿潤型皮膚疾患に，水溶性軟膏は湿潤型皮膚疾患に，クリームは乾燥型皮膚疾患に適応がある。ローションは被髪部に使用する。テープは角質化して硬くなった皮膚の密封療法に適している。軟膏，クリームは手をきれいに洗ってから皮膚炎のある部位にだけ，もれなく塗り広げる。手掌や足裏など皮膚の厚い部位では入浴後に塗ると効果的である。

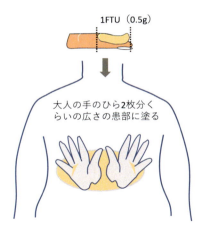

図3-3　1FTUと塗る範囲

塗布量は，少なすぎても多すぎても良くないので，FTU（フィンガーチップユニット）という量を基本としている。1FTUは，口径5mmのチューブ（25〜50g）から押し出される成人の人差し指の先端から第一関節までの軟膏量（約0.5g）であり，これを両手掌の広さに塗る（図3-3）。1FTは口径の小さい10gチューブでは3g程度，5gチューブでは0.2g程度になる。ローションの場合は手のひらに1円玉大の量が1FTUに相当する。

　FTU量をたっぷり乗せるように塗り，患部に十分薬がつくようにすることが大切で，薄く伸ばしたり，擦り込むように塗ったりするのは良くない。

　皮疹の重症度は，皮膚の乾燥や紅斑の程度，皮疹の範囲などで軽症〜重症に分類される。ステロイド薬は作用の強さによりⅠ群〜Ⅴ群に分類され，皮疹の重症度に応じて適切な薬物が選択される。乳幼児や小児では原則として皮疹の重症度より1ランク低いものが選択される。経皮吸収の良い顔面では中等度以下のクラスのものを使用する。

● ステロイド薬の副作用

　ステロイド薬により皮膚の細胞増殖が抑制され，皮膚が薄くなり，血管が浮き出てみえ赤味や紫色に見えることがある。また，ステロイドの免疫抑制作用によって，皮膚の抵抗力が低下し，ニキビができやすくなったり，カンジダ症や白癬などの感染症が起きやすくなったり，治りにくくなったりすることがある（表3-4）。

　ただし，ステロイド外用薬の局所性副作用が一番多くみられるのは，弱いステロイド外用薬を長期に使用することにある。ステロイド外用薬を正しく使用する分には，これらの局所性副作用が現れることはほとんどない。また，吸収されて全身に作用すると全身性の副作用がみられることになるが，ステロイド外用薬は，塗布部位で効果を発揮し，

3 アレルギー疾患と薬

表3-4 ステロイド外用薬の副作用

ステロイド薬の副作用
局所性副作用 ・にきび（ステロイドざ瘡_{そう}）の誘発 ・皮膚が薄くなる ・毛細血管が浮き出てみえる ・皮膚が赤くなる ・細菌，真菌，ウイルスなどの感染症の誘発や悪化 ・薬を塗った部分に毛が生える・増える
全身性副作用 ・骨密度が低下・骨粗しょう症のような症状誘発 ・糖尿病の誘発や増悪 ・顔や肩に脂肪がつき満月様顔貌，野牛肩を起こす

> **窓** ステロイドは怖い！という先入観をお持ちではありませんか？
>
> 　ステロイド薬を使ってかえって症状が悪化したとか，副作用が怖いという話を聞いたりしてステロイド薬に不安を持っている方も決してまれではありません。
> 　ステロイド薬は，もちろん強力な作用を持つ薬ですし，副作用も決して少なくありません。しかし，適当な薬を適切に使用すれば，確実に効果が望めます。うまくいかなかった例では，十分な量を必要な期間使用していない，少し良くなったからといって勝手に中断してしまうなど，使用法に問題があるケースがほとんどです。
> 　正しく使用して良い治療効果を得ましょう。

吸収されるとすぐに分解されるようにデザインされているものが多いので全身性副作用に至ることはまずない。

● **ステロイド外用薬の主な製剤**

1） Weak（適応：軽症）

プレドニゾロン
プレドニゾロン®クリーム

2） Mild（適応：中等症）

プレドニゾロン吉草酸エステル酢酸エステル
リドメックス®軟膏・クリーム・ローション
トリアムシノロンアセトニド
レダコート®軟膏・クリーム

各　論

ヒドロコルチゾン酪酸エステル
　　ロコイド®軟膏・クリーム
クロベタゾン酪酸エステル
　　キンダベート®軟膏
アルクロメタゾンプロピオン酸エステル
　　アルメタ®軟膏
デキサメタゾン
　　オイラゾン®クリーム

3）Strong（適応：中等症）

デキサメタゾンプロピオン酸エステル
　　メサデルム®軟膏・クリーム・ローション
デキサメタゾン吉草酸エステル
　　ボアラ®軟膏・クリーム
ベタメタゾン吉草酸エステル
　　ベトネベート®軟膏・クリーム
　　リンデロン®-V軟膏・V クリーム
フルオシノロンアセトニド
　　フルコート®軟膏・クリーム
デプロドンプロピオン酸エステル
　　エクラー®軟膏・クリーム

4）Very strong（適応：重症）

ベタメタゾンジプロピオン酸エステル
　　リンデロン®-DP軟膏
ジフルプレドナート
　　マイザー®軟膏・クリーム
フルオシノニド
　　トプシム®軟膏・クリーム
ジフルコルトロン吉草酸エステル
　　ネリゾナ®軟膏・クリーム・ソリューション
アムシノニド
　　ビスダーム®軟膏・クリーム
酪酸プロピオン酸ヒドロコルチゾン
　　パンデル®軟膏・クリーム・ローション

5）Strongest（適応：重症）

> クロベタゾールプロピオン酸エステル
> 　デルモベート®軟膏・クリーム
> ジフロラゾン酢酸エステル
> 　ダイアコート®軟膏・クリーム

<u>アレルギー性鼻炎</u>

　アレルギー性鼻炎は，鼻粘膜のアレルギー性炎症性疾患で，くしゃみ，水様性鼻汁，鼻閉を主徴とする。ダニや動物の毛，スギなどの花粉などがアレルゲンとなりやすい。抗原回避や環境整備（布団の上げ下げなど）が最も有効な対応であるが，実行は思うほど容易ではない。

● 花粉症

　花粉をアレルゲンとするアレルギー性鼻炎やアレルギー性結膜炎を花粉症と呼んでいる。近年，スギ花粉とダニ抗原については舌下免疫療法が開発され，小児でも広く用いられている。

● 薬物療法

　ヒスタミンH_1受容体拮抗薬は小児のアレルギー性鼻炎，蕁麻疹，皮膚疾患（湿疹・皮膚炎，皮膚掻痒症）に伴う掻痒に用いられる。他に抗アレルギー薬と副腎皮質ステロイド点鼻薬が用いられる。

ヒスタミンH_1受容体拮抗薬（第二世代）

> セチリジン塩酸塩
> 　ジルテック®ドライシロップ
> オロパタジン塩酸塩
> 　アレロック®顆粒
> ロラタジン
> 　クラリチン®ドライシロップ，レディタブ錠

ロイコトリエン（LT）受容体拮抗薬

> プランルカスト水和物
> 　オノン®ドライシロップ

各 論

副腎皮質ステロイド噴霧薬

> モメタゾンフランカルボン酸エステル水和物
> 　ナゾネックス®点鼻液噴霧用
> フルチカゾンフランカルボン酸エステル
> 　アラミスト®点鼻液噴霧用

アレルギー性結膜炎

　アレルギー性結膜炎は，眼にアレルゲンが付着して起こる結膜のアレルギー性炎症性疾患で，眼のかゆみ，充血，異物感，流涙などの症状がみられる。

　花粉などが原因の季節性アレルギー性結膜炎と一年中症状がみられる通年性アレルギー性結膜炎がある。重症のものでは，小学校低学年から中学生男子に多くみられる春季カタルやソフトコンタクトレンズを使っている人にみられる巨大乳頭結膜炎などがある。アレルギー性鼻炎には高率にアレルギー性結膜炎が合併する。

　治療の基本は薬物療法で，抗アレルギー点眼薬（抗ヒスタミン薬，ケミカルメディエーター遊離抑制薬）と重症の場合にはステロイド点眼薬や免疫抑制点眼薬などを使用する場合がある。

● 薬物療法

ヒスタミンH_1受容体拮抗薬

> エピナスチン塩酸塩
> 　アレジオン®点眼液

副腎皮質ステロイド

> フルオロメトロン
> 　フルメトロン®点眼液

● 舌下免疫療法（SLIT）

　アレルギーの根治的な治療法の一つに，その原因となるアレルゲンを体内に少しずつ摂取して脱感作する「アレルゲン免疫療法（減感作療法）」がある。従来注射による「皮下免疫療法」が行われていたが熟練の専門医を必要とし，アナフィラキシー反応を起こすこともあり，小児ではあまり行われなくなっていた。近年，舌下免疫療法が開発（2014年）され，小児にも広く行われて効果を上げている。舌下免疫療法は，アレルゲン配合治療薬を「舌の下」にしばらく含んでから飲み込んで，毎日少しずつ免疫をつくってい

くアレルゲン免疫療法の一種である。現在ダニアレルゲンとスギアレルゲンに対して以下の薬物がある。本剤の使用はアレルギー反応・アナフィラキシーショックなどの緊急時に対応できる医療機関で行うこととされている。

スギ花粉症

> **スギ花粉エキス**
> シダキュア®スギ花粉舌下錠 2,000JAU, 5,000JAU

ダニアレルギー

> **アレルゲンエキス**
> アシテア®ダニ舌下錠 100 単位（IR），200 単位（IR）
> ミティキュア®ダニ舌下錠 3,300JAU, 10,000JAU

蕁麻疹

寒冷刺激，衣服による摩擦などの物理的刺激や薬剤，食物などの刺激誘発型蕁麻疹や，明らかな誘因がなく膨疹が出現する特発性蕁麻疹がある。小児の蕁麻疹の多くは特発性で，アレルギーに起因するものはごくわずかとされている。蕁麻疹は，突然に出現し，短時間（24時間）以内に自然消褪するのが特徴である。

かゆみが強い場合は止痒作用の強いジフェンヒドラミンの外用薬や，睡眠障害を来す場合には鎮静作用と止痒作用の強いジフェンヒドラミン塩酸塩が内服で用いられる。

● 薬物療法

ヒスタミンH_1受容体拮抗薬（第一世代）

> **ジフェンヒドラミン**
> レスタミンコーワ®クリーム 1％
> **ジフェンヒドラミン塩酸塩**
> レスタミンコーワ®錠

接触性皮膚炎

外来性物質が接触して起こる皮膚炎（かぶれ）で近年小児にもまれではない。原因となり得るものには，非ステロイド外用薬などの医薬品，消毒剤（ヒビテン®），金属（ネックレス，ペンダント，イヤリング，歯科金属），ヘアダイ，ゴム手袋（ラテックスアレルギー），灯油，植物（漆やアロエ）等々，子どもの身の回りの多くのものがある。

各論

● 治療

原因物資を遠ざける。患部にはステロイド外用薬（Ⅲ群strong）の塗布とかゆみには抗アレルギー薬（抗ヒスタミン薬）の内服が行われる。

● 薬物療法

ステロイド外用薬（Ⅲ群strong）

> ベタメタゾン吉草酸エステル
> 　リンデロン®-V軟膏・Vクリーム 0.12％
> デプロドンプロピオン酸エステル
> 　エクラー®軟膏・クリーム 0.3％

ヒスタミンH_1受容体拮抗薬（第二世代）

> レボセチリジン
> 　ザイザル®シロップ 0.05％
> オロパタジン塩酸塩
> 　アレロック®顆粒 0.5％

アナフィラキシーショック

アナフィラキシーとは抗原（アレルゲン）によって生じる主にⅠ型アレルギー（即時型アレルギー反応）の重症型で，血圧低下などの循環器症状を伴う場合をアナフィラキシーショックという（図3-4）。

特定のアレルゲン（薬物，食物，ハチに刺された等）に対して蕁麻疹など軽いアレルギー反応を起こしたことがある（感作）ヒトが同じアレルゲンに再度曝露されたときに全身に強いアレルギー反応（アナフィラキシー反応）が急速に起こる。急性症状の後，数時間後に遅発反応が起こることもある。呼吸，循環不全（アナフィラキシーショック）から死に至ることもある。

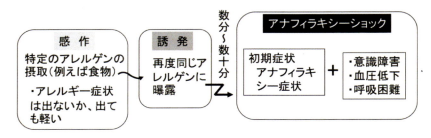

図3-4　アナフィラキシーショックの発生過程

3 アレルギー疾患と薬

● 原因

　小児に多いのは鶏卵，小麦や乳製品の他，そば，落花生，果物，大豆などの摂取による食物アレルギーである。学校給食で誘発したアナフィラキシーショックへの対応がわずかの時間の遅れのため学童が死亡した事故がある。

　薬物投与やハチ毒などによっても誘発される。運動誘発アナフィラキシーも要注意である。養護教諭をはじめ学校関係者はアナフィラキシーについてよく理解し，アナフィラキシーショックには迅速な対応ができるよう習熟しておく必要がある。

● アナフィラキシー・アナフィラキシーショックの症状

　アナフィラキシーに血圧低下や意識障害，呼吸困難などを伴う場合をアナフィラキシーショックという。アナフィラキシーショックによる死亡の2大原因は循環虚脱と呼吸困難（咽頭，喉頭の浮腫，気管支れん縮）である（表3-5）。

● アナフィラキシーショック緊急時への対応

　アナフィラキシーは，通常原因物質摂取から15分以内に起こり迅速な処置が必要である。頭低足高位に寝かせ（吐き気・嘔吐がある場合は体と顔を横に向ける），衣服を緩め気道の確保に留意するとともに救急車を要請する。アナフィラキシーショックにはアドレナリンの投与が行われる。アドレナリンのα作用による血圧上昇，β作用による強心作用と気管支拡張作用が期待される。他に，遷延化や再燃の予防にステロイド薬が用いられる。また，抗ヒスタミン薬，気管支拡張薬や輸液の投与なども行われる（表3-6）。

　アドレナリン含有自己注射液製剤（エピペン®）には0.15mgと0.3mgがある。0.01mg/kgを推奨量とし体重を考慮して選択される。注射器の安全キャップを外し，大腿部の前外側

表3-5　アナフィラキシー反応とアナフィラキシーショックの症状

アナフィラキシーの症状	
皮膚症状	かゆみ，じんましん，むくみ，発赤，湿疹など
呼吸器症状	くしゃみ，鼻水，鼻づまり，咳，息苦しさ，ぜーぜー・ひゅーひゅー（喘鳴）など
粘膜症状	眼の充血や腫れ，涙，かゆみなど，口の中・舌の違和感，腫れなど
消化器症状	腹痛，下痢，吐き気，嘔吐，血便など
アナフィラキシーショックの症状　＊アナフィラキシーの症状に以下の症状を伴うとき	
循　環	血圧低下，頻脈
呼　吸	呼吸困難
意　識	意識障害

各　論

表3-6　アナフィラキシーショックの薬物療法

	薬物	目的
第一選択薬	アドレナリン（筋肉注射）*	・血管透過性亢進の抑制 ・血圧↑ ・気管支拡張 ・気道浮腫の改善
第二選択薬	抗ヒスタミン薬	・皮膚粘膜症状の改善
	β_2刺激薬（サルブタモールなど）	・気管支攣縮(れんしゅく)の改善 ・呼吸困難の改善
	副腎皮質ステロイド**（ヒドロコルチゾンなど）	・遷延化の予防 ・遅発型反応の予防

＊直ちに大腿前外側に筋注する。迅速な筋注が予後を左右するため，自己注射キット（エピペン®）も利用される。重症例には点滴静注を行う場合もある。
＊＊即効性がなく，効果発現まで時間がかかる。

〔出典：医療情報科学研究所編（2023）薬がみえるVol.2 第2版，メディックメディア，p366〕

に先端を強く押し付けて薬液を注入する。

● **アドレナリン製剤**

エピペン®注射液　1mg 2mL（0.15mg 製剤），2mg 2mL（0.3mg 製剤）

● **エピペン®の使い方**

　エピペン®はアナフィラキシー既往のある人または発現する可能性のある人に限り処方されるもので，決して学校に常備できる薬剤ではない。緊急時には小児自身あるいは小児が自分で注射できない場合は養護教諭など学校関係者が注射できることになっている。使用法についてはマニュアルを参考に予め把握しておく。ショック症状が発現する前にエピペン®注射液を大腿に自己注射することも可能である。エピペン®を使用すべき症状（図3-5）が確認されたら迷わず使用すべきである。

　アレルギー反応緊急時に使用する薬は，保育所や学校などにおいても必ず常時携帯するように本人および保護者に伝えておくこと。

　エピペン®の使用にあたっては，エピペン®を太ももの前外側に垂直になるようにし，オレンジ色のニードル（針）カバーの先端を「カチッ」と音がするまで強く押し付ける。太ももに押しつけたまま数秒間待つ。「エピペンガイドブック」や「エピペン使い方かんたんガイドブック」などをウェブから参考にしてよく理解しておくとよい。

3 アレルギー疾患と薬

> エピペン®が処方されている患者でアナフィラキシーショックを疑う場合，下記の症状が一つでもあれば使用すべきである．

消化器の症状	・繰り返し吐き続ける	・持続する強い（がまんできない）おなかの痛み	
呼吸器の症状	・のどや胸が締め付けられる ・持続する強い咳込み	・声がかすれる ・ゼーゼーする呼吸	・犬が吠えるような咳 ・息がしにくい
全身の症状	・唇や爪が青白い ・意識がもうろうとしている	・脈を触れにくい・不規則 ・ぐったりしている	・尿や便を漏らす

図3-5　一般向けエピペン®の適応（日本小児アレルギー学会）
〔出典：日本小児アレルギー学会アナフィラキシー対応ワーキンググループ（2013.7.24），https://view.officeapps.live.com/op/view.aspx?src=https%3A%2F%2Fwww.jspaci.jp%2Fassets%2Fdocuments%2Fppt-epipen-01.pptx&wdOrigin=BROWSELINK（2024/7/19アクセス）より転載〕

食物アレルギー

食物アレルギーは，小児で鶏卵，牛乳，小麦，果物類など多くの食物に含まれるタンパク質がアレルゲンとなる。食物タンパク質が腸管で異物と認識されると免疫応答が起こり，アレルギー症状が出る。本来体には，食物や腸内常在菌は異物であるにもかかわらず免疫応答が起こらない「免疫寛容」という仕組みがある。食べ物に

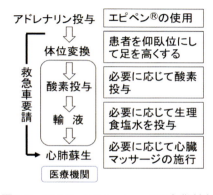

図3-6　アナフィラキシーショックの初期対応

対しては経口免疫寛容と呼ばれる。小児ではこの経口免疫寛容が未発達であることにより食物アレルギーが起こりやすい。成長するにつれて経口免疫寛容が発達するとともに食物アレルギーも軽減する。また，湿疹のある皮膚から食物抗原が体内に入りアレルギーを発症する。皮膚をきれいに保つことが食物アレルギー発症の予防につながる。

症状は，皮膚，粘膜，呼吸器，消化器など複数の臓器に症状が現れるアナフィラキシーや血圧低下や意識障害を伴うアナフィラキシーショックが現れることがある。

食物アレルギーの子どもが通う園や学校の給食で保護者も悩むことが多い。「食物アレルギーガイドライン」では，園や学校の給食は，原則として「完全除去か普通食の二者択一」としている。最近は，食物アレルギーであっても，症状が出ない範囲であれば，できるだけ食べて治療していくことが，ほぼコンセンサスになっている（小児科でよくみる症状・疾患ハンドブック）。専門医の指導の下に養護教諭など学校関係者は保護者

各　論

とよく相談して適切なアドバイスをすることが大切である。

食物蛋白誘発胃腸炎（FPIES：food protein induced enterocolitis syndrome）

　食物アレルギーの一つである。原因食物摂取から1〜4時間後の嘔吐，24時間以内の下痢症状を呈するが，皮膚症状や呼吸症状は認めないことが特徴の食物蛋白誘発胃腸症が増えている（よくみる小児疾患101）。本症は食物アレルギーとは疑われず，胃腸炎と判断されて症状を繰り返す場合もある。

花粉食物アレルギー症候群（PFAS）

　シラカンバやハンノキなどの花粉症の人がリンゴ，モモ，大豆など特定の野菜や果物を摂取すると口唇の腫れやかゆみ，咽頭にイガイガ感などの症状を起こす。唾液がなく直接触れる口唇に出やすい。原因となる食物を食べて約15分以内にそれが触れた口腔，口唇，咽頭部に刺激感，かゆみ，ひりひり感，突っ張り感などが現れる（口腔アレルギー症候群）。これは花粉アレルゲンと植物性食物アレルゲンに共通する抗原分子「糖鎖」による交差現象と考えられている。他にもスギ花粉症とトマトあるいはキク科のブタクサ花粉症とメロン，バナナ，スイカなどの組み合わせが知られている。小児から成人に

窓　花粉症と食物アレルギーが話題になっています

　花粉症の患者さんが，特定の果物や野菜などを摂取すると数分以内に唇や舌，口の中，喉に，刺激感（イガイガする，ピリピリするなど）やかゆみ，腫れなどが起こることがあります。花粉に含まれるアレルゲンとよく似た構造のものが食物中に含まれていることがあるためです。

　症状の多くは口腔，咽頭に限局していてしばらくすると自然になくなりますが，まれに消化器症状（嘔吐，下痢等）やアナフィラキシーショックといった重篤な場合もあるので注意が必要です。

　「白樺花粉症」の方とリンゴ・モモ・ナシ・サクランボ・イチゴ（バラ科果物）・豆乳（大豆）・ピーナッツ・ココナッツ・アーモンド，「スギ・ヒノキ花粉症」の方とトマト，「ブタクサ花粉症」の方とメロン・スイカ・キュウリ・バナナ，「ヨモギ花粉症」の方とニンジン・セロリ・リンゴ・ピーナッツ・キウイなどの食べ合わせで食物アレルギーが誘発されると言われています。全ての食物にアレルギーが起こるわけではなく，多くの方は，一部の食物に対してのみ起こります。おいしいものばかりですね。

（池澤 善郎，大砂 博之 皮膚病診療VOL 22，NO10，2000）

も多く，もともと食べられていた食物でも症状がでるようになる。

食物依存性運動誘発アナフィラキシー（FDEIA：food-dependent exercise- anaphylaxis）

　特定の食物を摂取後に運動負荷が加わるとアナフィラキシー症状が誘発される疾患をいう。原因として，運動が食物抗原グリアジン（糖タンパク質）の吸収量を増加させる，あるいは運動により肥満細胞からヒスタミン遊離が起こりやすくなる，などが考えられている。

● **特徴**
① 食物の摂取のみ，または運動負荷のみではアレルギー症状は認めない。
② 食物摂取から運動までの時間は，約90％は2時間以内。
③ 運動が食物抗原の吸収量を増加させる，肥満細胞からヒスタミン遊離が起こりやすくなる，などが原因。

● **対応**
　原因食材を食べなければ運動は可能で，食べても直後に運動をしなければよい。必要以上に食物制限をしない。認知度が低く，診断の遅れから繰り返し発症することもある。まずは学校関係者が疾患を知ってほしい。もし，アナフィラキシー症状が誘発された場合は「アナフィラキシーショック緊急時への対応」を行う。

引用参考文献

1）伊豆津 宏二，今井 靖，桑名 正隆，寺田 智祐編（2024）アレルギー疾患治療薬，今日の治療薬 2024年版，南江堂，p363
2）医療情報科学研究所編（2023）薬がみえるVol.2 第2版，メディックメディア，p500
3）医療情報科学研究所編（2023）薬がみえるVol.2 第2版，メディックメディア，p366
4）五十嵐 隆監修，神川 晃，秋山 千枝子編集（2021）これだけは知っておきたい！よくみる小児疾患101 ーベテランに学ぶ初期対応と処方の実際 第2版，総合医学社，p338
5）日本小児アレルギー学会アナフィラキシー対応ワーキンググループ（2013.7.24）一般向けエピペン®の適応　https://view.officeapps.live.com/op/view.aspx?src=https%3A%2F%2Fwww.jspaci.jp%2Fassets%2Fdocuments%2Fppt-epipen-01.pptx&wdOrigin=BROWSELINK（2024.7.19アクセス）

各論

4 呼吸器系疾患と薬

気管支喘息と治療薬

気管支喘息

　気管支喘息は，アレルギーなどによる慢性の気道の炎症・過敏性の亢進を来し，気道閉塞（可逆性の気流制限）を来す閉塞性換気障害で，発作性の呼吸困難，喘鳴，咳嗽を繰り返す。有病率は，成人（約10％）に比べ小児に多い（15％以上）。夜間から早朝にかけて発作性の呼吸困難，喘鳴，咳嗽が反復してみられる。小児の喘息ではアトピー性皮膚炎を伴うアトピー型が多く，成人後の喘息は非アトピー型が多い。

　アレルギーにはⅠ型アレルギー反応における肥満細胞（マスト細胞）からケミカルメディエーター遊離による即時反応と，引き続き数時間後に生じる好酸球が主体となる遅延反応が関与する（図4-1）。

　気管支喘息にはⅠ型アレルギー反応における肥満細胞を中心とする即時反応と引き続き数時間後に生じる好酸球が主体となる遅延反応が関与する。オマリズマブ（IgE抗体と肥満細胞の結合を阻害），抗アレルギー薬（表3-1）や免疫抑制薬などが治療に用いられる。

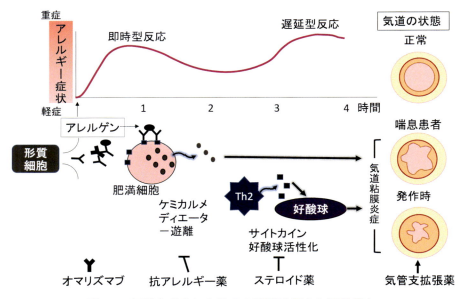

図4-1　気管支喘息におけるⅠ型即時反応と遅延反応

● 原因因子の回避・除去

① 自分のアレルゲンが何であるかを把握し，アレルゲン（室内ダニ，カビ，ペットの毛など）を除去する
② カゼなど呼吸器感染症を予防する
③ 激しい運動などを控える
④ 肥満の防止

　気管支喘息誘発環境因子としてダニが挙げられる。ダニは家のホコリやヒトのフケ・落屑などをエサに繁殖する。ダニの死骸やフンが乾燥して微粉体となって空気中に飛散し，これを吸い込むことによってアレルギー症状が起こるものをダニアレルギーという。布団の上げ下ろしが室内空気中のダニアレルゲンの大きな要因となっている。また，ダニは湿気の多い環境を好む。このように日本の環境，生活習慣が米国に比し空気中のダニアレルゲンが多い原因となっている。対して米国では室内ペットが多い。

　カビも湿気を好み，ダニアレルギーを併発するのでダニ対策を中心に室内環境対策が非常に重要である（表4-1）。

窓　ダニと喘息

　毎日の布団の上げ下げ時，ベッドメーク時や，就寝時に布団に入る際にもダニアレルゲンが部屋中に大量に舞い上がります。この部屋中に浮遊したダニアレルゲンが落下するのに時間がかかりますのでちょうど就寝中に落下してきてそれを吸い込むことになります。

イエダニ（0.2mm）　　マダニ（2mm）

　子どもがベッドや布団の上で飛び跳ねて遊んだりすると寝具類から出てくるダニアレルゲンを吸い込むきっかけとなります。

　このダニアレルゲンが鼻の粘膜に付着すればアレルギー性鼻炎の原因となり，吸入すれば気管支喘息発作を引き起こします。

　掃除機をかけた後に喘息が悪くなるというお母様もいらっしゃいます。掃除機の排気から室内に排出されたアレルゲンを吸い込むことによります。排気性能の良いものを選びましょう。

居間（1日平均）	0.01～0.1ng/m²
睡眠中の枕元	0.1～0.7ng/m²
布団の上げ下ろし	8～300ng/m²

ダニアレルゲンの室内空気濃度（厚生労働省）

各　論

表4-1　気管支喘息誘発の環境因子

アレルゲンのもと	対策
ダニ	・ホコリをためない
カビ（ダニアレルギーを併発）	・換気・乾燥を心がける
ペット（ダニアレルギーを併発）	・室内でペットを飼わない
花粉 　春：スギ・ヒノキ 　初夏：カモガヤ 　秋：ヨモギ，ブタクサ	・飛散量の多いときは外出を控える ・外出時にはメガネ・ゴーグル・マスクを着用 　花粉が付着しにくいナイロン・ポリエステル素材のものを着用 ・洗濯物は外には干さない

> **窓　食べ物と喘息**
>
> 　食物が気管支喘息のアレルゲンであるというケースも少なくありません。この場合，アレルゲンの食物を食事から外すことが前提となります。しかし，小児の場合，身体の発育において欠かせない栄養素がありますので，食事制限をした場合，摂取することができない食物に含まれる栄養素を他の食品で補う必要があります。栄養士と相談の上代替食を考え，栄養が偏らないよう気をつけましょう。
>
> 　最近では，アレルゲンとなる食素材を少しずつ食べることによって免疫寛容を誘導してアレルギーを治す方法が試みられています。しかし，これはアナフィラキシーショックを引き起こすことがありますので自分で行うのは大変危険です。必ず専門医の指導の下に行います。

● 気管支喘息の薬物療法

　長期管理薬（コントローラー）（主に抗炎症薬）を毎日使用し，発作時に発作治療薬（リリーバー）（主に気管支拡張薬）を追加する（表4-2）。

1）長期管理薬（コントローラー）

　症状がないときでも，気道の炎症・過敏性亢進などの病態が緩徐に進行しているので炎症を抑える長期管理薬が用いられる。

　①吸入ステロイド（inhaled corticosteroids：ICS）（第一選択薬），②長時間作用性β_2刺激薬（LABA），③抗アレルギー薬，④テオフィリン徐放薬，⑤長時間作用性抗コリン薬（LAMA），⑥分子標的薬（オマリズマブ）

2）発作治療薬（リリーバー）

　主に気管支を拡張し，炎症を抑える。

　①短時間作用性β_2刺激薬（SABA），②ステロイド（内服または点滴静注），③アドレナリン（皮下注），④テオフィリン，アミノフィリン（点滴静注）

表4-2 喘息治療薬の種類

作用	分類	主な投与経路	用途 長期管理薬	用途 増悪治療薬
抗炎症作用	副腎皮質ステロイド	吸入, 内用, 静注	●（吸入）	●（主に内用）
抗炎症作用	抗IgE抗体	皮下注	●	—
抗炎症作用	抗IL-5抗体	皮下注	●	—
抗炎症作用	抗IL-5受容体α鎖抗体	皮下注	●	—
抗炎症作用	抗IL-4受容体α鎖抗体	皮下注	●	—
抗炎症作用	抗TSLP抗体	皮下注	●	—
抗炎症作用	抗アレルギー薬*	内用	●	—
気管支拡張作用	キサンチン誘導体（テオフィリン）	内用, 静注	●（内用）	●（静注）
気管支拡張作用	$β_2$刺激薬	吸入, 貼付, 内用	●（長時間作用性）	●（短時間作用性）
気管支拡張作用	アドレナリン	皮下注	—	●
気管支拡張作用	抗コリン薬	吸入	●（長時間作用性）	●（短時間作用性）

*抗アレルギー薬のうち, LT受容体拮抗薬は気管支拡張作用も有する。
〔出典：医療情報科学研究所編（2023）薬がみえるVol.2 第2版, メディックメディア, p431〕

● 吸入ステロイド薬の使い方のコツ

吸入ステロイド薬には各種剤形とそれぞれに適した吸入補助具がある（表4-3）。これらを適切に使用し，効果的で副作用の少ない使用を心がけることが大切である。

1）毎日の励行

吸入ステロイド薬は発作を止める薬ではなく，長期管理薬なので，無症状であっても吸入を続ける必要がある。1日に1-2回の吸入。

2）吸入補助具の使用

吸入ステロイド薬は正しく吸入することが最大の課題である。小児の場合，加圧式定量噴霧式吸入器（pMDI）の吸入薬では，吸入補助具（スペーサー）を併せて使用することにより肺内到達率が高まり，また口腔内のカンジダを予防する効果もある。

3）吸入後のうがい

吸入ステロイド薬を直接口腔内に毎日噴霧し続けると，カンジダ（カビの一種）がはえることが知られている。そのため吸入ステロイド薬を使う場合は，吸入後のうがいが勧められている。

各 論

● 小児への吸入支援

　吸入薬は，直接気道から肺へ薬剤を送達できるので，少量で局所効果を示し，即効性に優れ，全身副作用が少ないことでよく使用される。吸入粉末剤，吸入エアゾール剤，吸入液剤などがあり，以下のような専用の吸入器を用いて吸入する。患者の特徴にあわせて吸入法を選択する。製薬メーカーでそれぞれ吸入手技が異なる場合があるので，事前によく習得する必要がある。小児で吸入手技を習得するのが難しい場合は家族が支援する。

表4-3　吸入ステロイド薬の剤形と吸入補助具

吸入ステロイド薬には，以下の３つの剤形がある。
①吸入粉末剤
・吸入器：「ドライ・パウダー・インヘラー：Dry Powder Inhaler：DPI」
・メリット：取り扱いが簡単，残量を把握しやすい
・デメリット：乳幼児には無理
②吸入エアゾール剤
・吸入器：「加圧式定量噴霧式吸入器（pressurized Metered Dose Inhaler）：pMDI」
・メリット：幼児でも可能，吸入液に比べると続けやすい
・デメリット：乳児には困難。残量の把握が難しい
③吸入液剤
・吸入器：電動式ネブライザー
・メリット：少ない量で大きな効果があり，pMDIを上手に使えない乳幼児でもより確実に吸入できる
・デメリット：医療用機器で持ち運びが難しいが，家庭用もある

窓　吸入ステロイド薬による副作用

　吸入ステロイド薬では，口腔内や喉に残留したステロイド薬により，カンジダなどの真菌が増殖して違和感や味覚異常，喉の痛みを生じることがあります。

　予防には，吸入後うがいをして口腔内残存薬物を洗い流す，うがいができない場合は，水やジュースを飲み込ませるとよいでしょう。

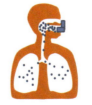

直接吸入した場合
・大きな粒子は口腔内に沈着して留まる。

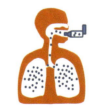

スペーサーを用いた場合
・薬物粒子は吸入されて肺に効率良く届く。

● 気管支喘息治療薬使用のステップ

　喘息は非可逆的な気道のリモデリングへの進展を防ぐため発作予防が最も重要である。喘息の基本的な病態は気道の炎症であるため，最も抗炎症作用の強いステロイド薬を積極的に使用する。経口ステロイド薬に比べ副作用がはるかに少ない吸入ステロイド薬（ICS）を治療の中心として，症状と治療状況を総合して治療ステップを決め，症状とコントロール状況に応じてステップアップやステップダウンを図る（表4-4）。

　ICSはコントローラーであって発作治療薬ではないこと，症状改善には時間を要する

表4-4　小児気管支喘息の長期管理に関する薬物療法プラン

		治療ステップ1	治療ステップ2	治療ステップ3[*2]	治療ステップ4[*2]
5歳以下	基本治療	長期管理薬なし	下記のいずれかを使用 ・LTRA[*1] ・低用量ICS	・中用量ICS	・高用量ICS （LTRAの併用も可）
	追加治療	・LTRA[*1]	上記治療薬を併用	上記にLTRAを併用	以下を考慮 ・β2刺激薬（貼付）併用 ・ICSのさらなる増量 ・経口ステロイド
6～15歳	基本治療	長期管理薬なし	下記のいずれかを使用 ・低用量ICS ・LTRA[*1]	下記のいずれかを使用 ・中用量ICS ・低用量ICS/LABA[*3]	下記のいずれかを使用 ・高用量ICS ・中用量ICS/LABA[*3] 以下の併用も可 ・LTRA ・テオフィリン徐放製剤
	追加治療	・LTRA[*1]	上記治療薬を併用	上記に以下のいずれかを併用 ・LTRA ・テオフィリン徐放製剤	以下を考慮 ・生物学的製剤[*4] ・高用量ICS/LABA[*3] ・ICSのさらなる増量 ・経口ステロイド
短期追加治療		貼付もしくは経口のLABA（数日から2週間以内） 増悪因子への対応，患者教育・パートナーシップ			

[*1]：クロモグリク酸ナトリウム吸入や小児喘息に適応のあるその他の経口抗アレルギー薬（Th2サイトカイン阻害薬など）を含む。
[*2]：治療ステップ3以降の治療でコントロール困難な場合は小児の喘息治療に精通した医師の下での治療が望ましい。なお，5歳以上ではICS/LABAも保険適用あり。
[*3]：ICS/LABAは5歳以上から保険適用がある。ICS/LABAの使用に際しては原則として他のLABAは中止する。
[*4]：生物学的製剤（抗IgE抗体，抗IL-5抗体，抗IL-4/IL-13受容体抗体）は各薬剤の適用の条件があるので注意する。

〔伊豆津 宏二，今井 靖，桑名 正隆，寺田 智祐編：気管支喘息治療薬，COPD治療薬，今日の治療薬 2024年版，p742，2024，南江堂」より許諾を得て転載〕

各　論

こと，副作用があることを繰り返し説明し，患児と保護者の理解と治療意欲を高めること，また，指示された吸入回数・方法を守るよう養護教諭をはじめ関係者に繰り返し説明して教育する。

● 薬物療法

1）長期管理薬（コントローラー）：発作の予防

吸入ステロイド

> **ベクロメタゾンプロピオン酸エステル**
>   キュバール®50，100エアゾール100回吸入用（小児1回50μg，1日2回）
> **フルチカゾンプロピオン酸エステル**
>   フルタイド®吸入用（小児使用可），エアゾール60吸入用（小児：1回50μg，1日2回吸入）
>   アドエア®（サルメテロールキシナホ酸・フルチカゾンプロピオン酸エステル合剤）
> **ブデソニド**
>   パルミコート®タービュヘイラー吸入用（小児1回100〜200μg，1日2回）
>   パルミコート®吸入液（小児1回0.25mg，1日2回，ネブライザー吸入）
> **シクレソニド**
>   オルベスコ®インヘラー吸入用（小児1回100〜200mμg吸入）

メディエーター遊離抑制薬

> **クロモグリク酸ナトリウム**
>   インタール®吸入液20mg，2mL
>   インタール®エアゾル200mg

ロイコトリエン受容体拮抗薬

> **プランルカスト水和物**
>   オノン®ドライシロップ10%
>   プランルカスト®錠，カプセル，ドライシロップ10%
> **モンテルカストナトリウム**
>   シングレア®細粒，錠，OD錠，チュアブル錠
>   キプレス®細粒，錠，OD錠，チュアブル錠
>   モンテルカスト®細粒，錠，OD錠，チュアブル錠

Th2サイトカイン阻害薬

スプラタストトシル酸塩
アイピーディ®カプセル，ドライシロップ５％

分子標的薬

IgEと結合してIgEと肥満細胞の結合を阻害する。既存治療によっても喘息症状をコントロールできない難治患者に限る。

オマリズマブ
ゾレア®皮下注シリンジ
ノポリズマブ
ヌーカラ®皮下注シリンジ

2）発作治療薬（リリーバー）

β_2受容体刺激薬：気管支平滑筋β_2受容体に選択性に作用して気管支を拡張する。

サルブタモール塩酸塩（SABA）
ベネトリン®シロップ
サルタノール®インヘラー
ツロブテロール塩酸塩（LABA）
ホクナリン®ドライシロップ（DS）（小児用）
ホクナリンテープ
プロカテロール塩酸塩水和物（SABA/LABA）
メプチン®顆粒（小児用），ドライシロップ，吸入液（小児用），エアー吸入（小児用）
プロカテロール塩酸塩®シロップ

キサンチン誘導体：気管支に直接作用して拡張させる。

テオフィリン徐放剤
テオドール®顆粒（小児用），シロップ，ドライシロップ

引用参考文献

1）医療情報科学研究所編（2023）薬がみえるVol.2 第２版，メディックメディア，p431
2）伊豆津 宏二，今井 靖，桑名 正隆，寺田 智祐編（2024）気管支喘息治療薬，COPD治療薬，今日の治療薬 2024年版，南江堂，p742

各 論

5 神経疾患と薬

主な神経疾患と治療薬

てんかん

　てんかんは，反復することが特徴で，1回のみの発作では，脳波異常がない限りてんかんとは診断されない。てんかんは，大脳の異常な興奮（電気活動）が生じ，筋の収縮（けいれんなど）や意識の変化（失神など）が反復して起きる脳疾患である。"けいれん"は筋収縮を伴う症状で，"てんかん"は診断名である。けいれんは，断続的に急激な筋収縮を伴うコントロール不能の状態が突然発現することをいう。小児期は最もけいれん

表5-1　てんかん発作の分類

	部分発作（焦点発作）・局在する焦点のみが過剰放電して始まる。・過剰興奮の焦点の部位により様々な症状を呈する。		全般発作・両側大脳半球が同時に過剰放電して始まる。・部分発作では，脳波異常は焦点部位のみで認めるのに対し，全般発作では脳全体で脳波異常を認める。			
	単純部分発作（焦点意識保持発作）	複雑部分発作（焦点意識減損発作）	欠神発作	ミオクロニー発作	強直発作	全般強直間代発作
意識障害	−	+*	+*	±**	+	+
けいれん	+ or −		−	+	+（全身性）	+（全身性）
発作時脳波の例（模式図）	・律動性徐波		・3 Hz棘徐波複合（spike & wave complex）	・多棘徐波（polyspike & wave）	・律動性速波（漸増律動）	（強直相）（間代相）
特徴	・身体の一部のけいれんなど	・一点凝視，動作停止→自動症→発作後もうろう	・突然の意識減損と数秒後の回復・過呼吸による誘発	・突然の瞬間的な筋収縮・光刺激による誘発	・突然の頸部・肩・体幹に目立つ筋硬直・転倒により受傷しやすい	・全身性強直発作→間代発作→発作後睡眠など→正常に戻る
好発	全世代		小児期	新生児〜思春期	小児期〜成人期	全世代

＊周囲からは覚醒しているように見えるが，精神活動の停止が起こり，本人は発作中の記憶が欠如する。
＊＊瞬間的，一瞬の発作なので，意識障害の有無は判定できない。

〔出典：医療情報科学研究所編（2021）薬がみえるVol.1 第2版，メディックメディア，p148（一部改変）〕

を起こしやすい。脳以外の臓器疾患も原因になることがある。けいれんを伴わないてんかんもある。表5-1にてんかん発作の分類を示した。

● てんかん発作の分類

小児てんかんの分類（https://www.tenkan.info/about/child/）

　てんかんは，病因（原因が不明の特発性，脳の先天奇形，脳腫瘍，脳血管障害などの症候性）と発作型（全般性てんかん発作，部分てんかん発作）によって分類される。小児てんかんは症候性全般てんかんが多いが，その他に特発性全般てんかんや特発性部分てんかんがみられる（表5-1）。

● 小児てんかんの種類と特徴

1）部分発作

　脳の一部（焦点）が過剰興奮して始まる発作をいう。部分発作に対してはカルバマゼピンが第一選択薬である。

① 単純部分発作は，大脳皮質の一部から起こる。けいれんを起こした手足が一過性に麻痺することがある（トッド麻痺）。発作中意識はある。

② 複雑部分発作は，側頭葉から生じる発作で，口をもぐもぐ，舌なめずり，ボタンいじり，徘徊したりすることがある。発作中は意識が消失する。

2）全般発作

　発作開始から大脳半球が両側性に過剰興奮して起こる発作をいう。中でも欠神発作は小児に多く，普通に話をしたり，何かをしている時に，突然意識がなくなる。その時間は20〜30秒と短いことが多く，また，けいれんなどの症状は現れないので周囲の人に気づかれないことも多い。食事中に箸を落としてぼーっとしたり，発作が頻繁であると落ち着きがない，集中力に欠ける，授業中にぼんやりしている，とみられてしまうこともある。

　全般発作に対しては，バルプロ酸ナトリウムが第一選択薬である。

3）二次性全般化発作

　過剰興奮の始まりは部分発作の焦点からであり，その興奮が，脳梁や視床に達して両側大脳半球に広がって強直間代発作を主とする全般発作である。治療薬は部分発作と同様にカルバマゼピンが第一選択薬である。

4）てんかん重積状態

　てんかん発作が5分以上持続するか，短い発作が反復し，その間意識が回復しない状態をてんかん重積発作という。この状態は，脳神経への障害を来すため，早期に治療を開始する。酸素投与・ジアゼパムの静注・抗てんかん薬の内服やケトン食治療も行われる。

各論

5) ウエスト（West）症候群

主に乳児期（生後3-11カ月時）に発症する年齢依存性のてんかんで「点頭てんかん」とも言われる。薬剤抵抗性（難治性）で，多くは重篤な脳障害を背景に，てんかん性スパズム，別名「点頭発作」と呼ばれる特異なてんかん発作を来す。小児難治てんかんの中では最も多く（36%），次いで新皮質焦点性てんかん，レノックス－ガストー症候群（12%），ドラベ症候群（4%）がある。

6) レノックス－ガストー症候群（Lennox-Gastaut症候群）

幼児期に好発する。強直発作，欠神発作，ミオクロニー発作，脱力発作といった多彩な発作を起こす。発作により転倒し，頭部・顔面を強打する危険がある。基質的脳障害を伴うものやウエスト症候群から移行するものもある。難治性で精神発達遅滞を伴う。単剤でのコントロールは難しく，バルプロ酸ナトリウム，ラモトリギン，クロナゼパムなどの多剤併用療法となる。

ケトン食による食事療法も有効である。

7) トラベ症候群（Dravet症候群）（乳児重症ミオクロニーてんかん）

乳児期発症の難治てんかんであり，入浴や発熱で誘発されやすい焦点性，片側性もしくは全般性の間代性けいれん発作を繰り返し，重積・群発傾向があるのが特徴。抗てんかん薬治療に抵抗性で非常に難治である。1歳を過ぎると発達遅滞や運動失調が出現する。原因としてNa^+チャネル（SCN1A）遺伝子の異常を高率に認め，突然死や急性脳症による死亡率が高く，完全に治癒することはない。バルプロ酸ナトリウム，クロバザム，スチリペントールなどの薬物療法やケトン食による食事療法も行われる。

8) 熱性けいれん

上気道炎などが原因で（髄膜炎，脳炎などは除く），38℃以上の発熱に伴って起こるけいれんをいう。乳幼児期に好発する。通常は，全身の左右対称の強直間代性けいれんで，持続時間は1～2分と短いが再発を繰り返す。てんかんへ移行する危険因子（けいれん持続時間が長い（15分以上），片側性焦点性発作である，てんかんの家族歴があるなど）がない場合は単純熱性けいれんで，予後は良好である。危険因子を一つ以上有するものは複合型熱性けいれんで，てんかんへの移行の危険性がある。バルプロ酸やフェノバルビタールが継続投与されることがある。

9) 非てんかん性イベント

・憤怒けいれん

乳幼児がひどく驚いた時，強い痛みを感じた時，怒って激しく泣いた時などに息を吐

きだした状態で呼吸停止し，顔色不良，意識喪失し，全身の脱力やけいれんなどを起こす病態を「泣き入りけいれん（憤怒けいれん）」（チアノーゼ型）という。頻度は比較的多く，生後6カ月から2～3歳ぐらいまでの児の4～5％にはみられ，4～5歳にはみられなくなる。蒼白型の憤怒けいれんはチアノーゼ型に比べると頻度は多くはない。頭を打撲するなどした痛みやひどく驚いた際に，呼吸を止めてしまい，泣くこともなく蒼白になり，意識を失うこともある。いずれも発作が起きても特別な対応は必要ない。

● 抗てんかん薬と作用機序

てんかんは神経細胞の過剰興奮により起こる。この過剰興奮はグルタミン酸神経の過剰興奮による興奮性シグナルの増強と抑制性のGABA神経機能の減少による抑制シグナルの減弱によってもたらされる。抗てんかん薬は，Na^+チャネル，Ca^{2+}チャネルやシナプス小胞蛋白を阻害してグルタミン酸の遊離を抑制し，あるいは直接神経細胞のイオンチャネルを遮断して興奮性を抑制する薬物であったり，GABAの分解を抑制したり，GABA受容体の機能を亢進して抑制シグナルを増強する薬物である（図5-1）。

各発作型に適した薬物を適した量で，薬物相互作用を防ぐためにできるだけ単剤で用いる。第一選択薬が無効な場合に第二選択薬を用いる。新規抗てんかん薬であるラモトリギン，レベチラセタム，トピラマート，ガバペンチンは，薬物相互作用は少ないので既存薬と併用して使用される（表5-2）。

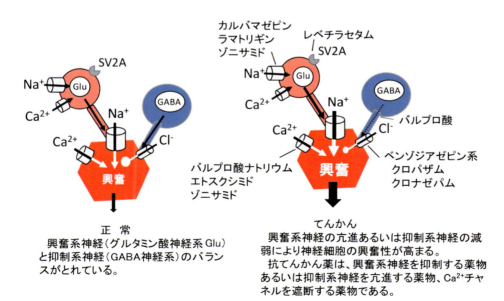

図5-1　てんかん病態に関わる神経系と抗てんかん薬の主な作用部位

各 論

表5-2 抗てんかん薬の選択

（併）：他剤と併用して用いられる薬物

	発作型	第一選択薬	第二選択薬		慎重投与すべき薬
部分発作	単純部分発作 複雑部分発作 二次性全般化発作	・カルバマゼピン ・ラモトリギン ・レベチラセタム ・ラコサミド	・ペランパネル ・ゾニサミド ・ガバペンチン（併） ・バルプロ酸 ・フェノバルビタール	・クロバザム（併） ・トピラマート（併） ・クロナゼパム ・フェニトイン	・エトスクシミド[*1]
全般発作	欠神発作	・バルプロ酸[*3] ・エトスクシミド	・ラモトリギン		・カルバマゼピン[*2]
	ミオクロニー発作	・バルプロ酸[*3] ・クロナゼパム	・レベチラセタム（併）[*4] ・クロバザム（併） ・フェノバルビタール	・トピラマート（併）[*4] ・ピラセタム（併）	・カルバマゼピン[*2] ・ガバペンチン[*2] ・フェニトイン[*2]
	脱力発作 強直発作	・バルプロ酸[*3]	・ラモトリギン ・トピラマート（併）[*4]	・レベチラセタム（併）[*4]	・カルバマゼピン[*2] ・ガバペンチン[*2]
	間代発作 全般強直間代発作	・バルプロ酸[*3]	・ラモトリギン ・ペランパネル（併） ・ゾニサミド ・フェノバルビタール ・フェニトイン	・レベチラセタム（併） ・クロバザム（併） ・トピラマート（併）[*4] ・ラコサミド（併）	・フェニトイン[*2]

[*1] 無効なため使用しない。
[*2] これらの薬物は発作を増悪させる可能性がある。
[*3] 催奇形性が高いため，妊娠可能年齢の女性については別の薬物を優先する。
[*4] わが国では，トピラマートは部分発作にのみ，レベチラセタムは部分発作と全般強直間代発作にのみ適応があり，その他の発作に対しては適応外使用となる。

〔出典：医療情報科学研究所編（2021）薬がみえるVol.1 第2版，メディックメディア，p149〕

● 小児・思春期発症のてんかん発作治療薬

部分発作にはカルバマゼピンが，全般発作にはバルプロ酸ナトリウムが選択される（図5-2）。全般強直間代発作にはカルバマゼピンが用いられるが，それ以外の全般発

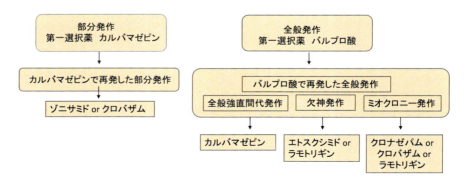

図5-2 小児・思春期のてんかんと治療薬

作にカルバマゼピンを使用すると悪化の報告がある。

● **抗てんかん薬の共通する服薬指導ポイント**

・抗てんかん薬の投与量は，治療域が狭いものがあり，血中濃度を測定して決められている（血中薬物濃度モニタリング（TDM）対象薬）。➡処方通り規則正しく内服する。
・中断により反跳発作（てんかん発作の再発や強く現れる現象），重症化が起こり得る。➡自分で勝手に減量や中止をしない。
・眠気，めまい，ふらつき，複視，吐き気，発疹は薬剤に共通してよく見られる副作用である。➡遊具の高いところに登ったり，危険な遊びは避ける。
・小児のほとんどはいずれ抗てんかん薬の服用をやめることができるようになるので，それまでは服薬を続けるように指導する。

● **各種抗てんかん薬**

1）カルバメゼピン

　Na^+チャネルを遮断して神経活動を抑制する。てんかん部分発作の第一選択薬。欠神発作，ミオクロニー発作に対しては，増悪の可能性があるため使用しない。他に三叉神経痛，躁病，双極性障害の躁状態，統合失調症の興奮状態にも用いられる。

・副作用・相互作用

　複視，眠気，めまい，ふらつき，皮疹（スチーブンス・ジョンソン症候群），再生不良性貧血などがある。本剤は薬物代謝酵素（CYP3A4など）を誘導するため併用薬の薬効を減じることがある。

・服薬介助のコツ

　製剤はわずかに苦いので，細粒はかまずに飲む。バニラアイスクリーム，ヨーグルトに混ぜて与薬するとよい。

カルバマゼピン
テグレトール®細粒

2）バルプロ酸ナトリウム

　GABAトランスアミナーゼ阻害作用によりGABA分解を抑制して脳内GABA濃度を上昇させることにより抑制シグナルを増強する。また，T型Ca^{2+}チャネル遮断作用により，興奮シグナルを抑制する。全ての発作型てんかんに適応があり，全般発作に対しては第一選択薬である。てんかんに伴う性格行動障害（不機嫌・易怒性など），躁病，双極性障害の躁状態の改善，片頭痛の発作抑制に用いられる。

各　論

・副作用
　　眠気，高アンモニア血症，体重増加，催奇形（妊婦）
・服薬介助のコツ
　　細粒剤はかむと苦味がするので，かまないで飲み込む。アイスクリーム，シュークリームに混ぜて飲ませる。徐放剤に関しては，かみ砕くと薬の溶けだしが速くなってしまうのでかみ砕かないで内服する。徐放剤に関しては，便中に白いものが混じることがあるが，薬の残りカスなので心配はいらない。

> **バルプロ酸ナトリウム**
> 　デパケン®細粒
> 　デパケン®シロップ
> **バルプロ酸ナトリウム徐放剤**
> 　デパケンR®錠
> 　セレニカR®顆粒

3）フェノバルビタール

　GABA$_A$受容体の作用を増強することにより神経の過剰興奮を抑制する。部分発作，全般発作などのけいれん発作，精神運動発作，自律神経発作に有効。特に小児のてんかんにおいては第一選択薬として用いられる。バルビツール酸系長時間型催眠薬。プリミドンは体内で代謝されてフェノバルビタールとなって抗てんかん作用を現す。

・副作用
　　眠気，行動障害（多動など），認知障害（精神発達遅滞）。反跳現象を来しやすいため，減量・退薬は慎重に漸減する。

> **フェノバルビタール**
> 　フェノバルビタール®散10％
> 　フェノバールエリキシル®0.4％

4）フェニトイン

　Na$^+$チャネルを遮断して神経活動を抑制する。部分発作，強直間代発作に対する第二選択薬として使用される。注射剤はてんかん重積状態の治療に使用される。

・副作用
　　特徴的な副作用に歯肉の増殖がある。注射剤は，強アルカリ性・抗浸透圧性であるため，静脈外に漏出すると組織障害を起こす。皮下注，筋注は禁止。

5 神経疾患と薬

> **フェニトイン**
> アレビアチン®散，錠
> ヒダントール®散，錠

5）ジアゼパム

GABA$_A$受容体のベンゾジアゼピン受容体に結合し，GABAニューロンの作用を増強することにより神経の過剰興奮を抑制する薬物にはジアゼパム，クロナゼパム，クロバザム，ミタゾラムがある。

てんかん重積状態の第一選択薬である。坐剤は小児の熱性けいれんおよびてんかんのけいれん発作に用いられる。その他，抗不安，筋弛緩，鎮静・催眠にも用いられる。注射剤はてんかん重積状態に用いられる。

・副作用

呼吸抑制，眠気・めまい・ふらつき。急性狭隅角緑内障や重症筋無力症には禁忌。

急激な減量・中止により，けいれん発作，せん妄，振戦，不眠，不安，妄想などの離脱症状が現れることがある。

> **ジアゼパム**
> ダイアップ®坐剤

6）クロナゼパム

GABA$_A$受容体のベンゾジアゼピン受容体に結合し，GABAニューロンの作用を増強することにより神経の過剰興奮を抑制する。小型（運動）発作，精神運動発作，自律神経発作に用いられる。副作用：ジアゼパム参照。

> **クロナゼパム**
> リボトリール®細粒，錠
> ランドセン®細粒，錠

7）クロバザム

他の抗てんかん薬と併用で各種てんかん（他の抗てんかん薬で効果不十分），単純部分発作，複雑部分発作，二次性全般化強直間代発作，強直間代発作，非定型欠神発作，ミオクロニー発作，脱力発作に用いられる。副作用：ジアゼパム参照。

各　論

> **クロバザム**
> マイスタン®細粒

8）ミダゾラム

てんかん重積時の第一選択薬。副作用：ジアゼパム参照。

> **ミダゾラム**
> ミダフレッサ®静注
> ブコラム®口腔用液

9）ラモトリギン

Na^+チャネルを遮断し，大脳神経細胞の過剰興奮を抑制する。

新規抗てんかん薬の中でも有効性が高く，幅広い抗てんかんスペクトラムを有す。副作用が少ない。てんかん（部分発作，欠神発作，強直間代発作）に他剤と併用で用いられる。幼児の発作のコントロールは難しく，けいれん重積を起こしやすいLennox-Gastaut症候群（レノックス−ガストー症候群）における全般発作に対する抗てんかん薬との併用で用いられる。

> **ラモトリギン**
> ラミクタール®錠小児用

10）レベチラセタム

シナプス小胞蛋白（SV2A）に結合し，興奮性神経伝達物質であるグルタミン酸の遊離を抑制して興奮シグナルを抑制する。新規抗てんかん薬の中でも有効性が高く，副作用が少ない。他の抗てんかん薬で十分な効果が得られないてんかん患者の強直間代発作に対する併用療法に用いられる。水溶性は良いので，スポーツドリンクに混ぜて与薬するとよい。

> **レベチラセタム**
> イーケプラ®錠，ドライシロップ50％

11）ゾニサミド

主にNa^+/Ca^{2+}チャネルを阻害する。幅広い発作型（部分発作，全般発作）に有効である。

5 神経疾患と薬

> **ゾニサミド**
> エクセグラン®錠,散20％

12) ガバペンチン

L型Ca^{2+}チャネルを阻害し,細胞の興奮性を抑制する。また,GABAトランスポーターを活性化し,GABAの利用率を高めGABA抑制を増強する。

> **ガバペンチン**
> ガバペン®錠,ドライシロップ5％

13) トピラマート

AMPA/カイニン酸型グルタミン酸受容体機能を抑制する。他の抗てんかん薬で効果不十分なてんかん患者の部分発作（二次性全般化発作を含む）に対する抗てんかん薬との併用療法に用いられる。

> **トピラマート**
> トピナ®錠,細粒10％

14) スチリペントール

ドラベ（Dravet）症候群治療薬。希少疾病用医薬品。クロバザム・バルプロ酸ナトリウムで十分な効果が認められないドラベ症候群における間代発作または強直間代発作に対するクロバザムおよびバルプロ酸と併用療法に用いる。

> **スチリペントール**
> ディアコミット®カプセル,ドライシロップ

注意欠如多動症（ADHD）

不注意（宿題や学校に持参するものを忘れる,不注意さ）,多動性（じっと座っていられない）,衝動性（即座に行動する,衝動買い）を主要症状とする疾患で,学齢期の男児に多くみられる。多動性は発達に伴い改善することが多いが,不注意や衝動性は大人に至っても持続し,社会的対人関係で悩まされることもある。神経生理学的には大脳のドーパミンニューロンの機能低下がみられる。

治療には,臨床心理士によるカウンセリングと薬物療法がある。

各　論

● 薬物療法

　中枢神経系のノルアドレナリン神経やドパミン神経機能を高めるメチルフェニデート塩酸塩，アトモキセチン塩酸塩，リスデキサンフェタミン塩酸塩や交感神経系を抑制し静穏作用を持つグアンファシン塩酸塩が用いられる。依存性や目的外使用の懸念から処方には処方医も患者も登録が必要なものもある。

1）メチルフェニデート塩酸塩

　速効性で持続は12時間程度である。副作用には吐き気，食欲低下の他依存性があるので専門医・登録医でないと処方できない。

```
メチルフェニデート塩酸塩
　コンサータ®錠
```

2）アトモキセチン塩酸塩

　集中力アップが期待され，効果は発現まで1カ月ほどかかるが24時間持続する。副作用は吐き気。

```
アトモキセチン塩酸塩
　ストラテラ®カプセル，内用液0.4％
```

3）リスデキサンフェタミンメシル酸塩

　他薬が無効のときに使用するカプセル剤。効果は1.5〜13時間持続する。専門医・登録医でないと処方できない。

```
リスデキサンフェタミンメシル酸塩
　ビバンセ®カプセル
```

4）グアンファシン塩酸塩

　衝動性が抑えられる効果がある。副作用は低血圧，眠気。

```
グアンファシン塩酸塩
　インチュニブ®徐放錠
```

チック，Tourette（トゥレット）障害

　チックには瞬き，顔しかめ，首ふり，肩すくめなどの運動チックと咳払い，鼻ならし，吠えるような声などの音声チックがある。奇声をあげる，首を左右に振り続けるなどの

症状を主体とし，慢性の経過をたどるものをトゥレット障害という。男児に多い。小学校低学年のチックは自然に消失する。持続する場合は，ドパミン神経系に作用する薬物が有効なことがある。

ドパミン受容体D_2遮断薬ハロペリドール，セロトニン・ドパミン遮断薬リスペリドン，ドパミン受容体部分作動薬アリピプラゾールなどが用いられる。

● **薬物療法**

> **ハロペリドール**
> セレネース®細粒1％，内服液0.2％，錠
>
> **リスペリドン**
> リスパダール®細粒1％，内用液1 mg/mL
>
> **アリピプラゾール**
> エビリファイ®細粒1％，内用液0.1％

頭痛と治療薬

慢性・反復性の頭痛には機能性頭痛（緊張型頭痛，片頭痛），症候性頭痛（小児の場合は感染症，副鼻腔炎，頭部外傷の頻度が高い），その他（神経性，てんかん性など）がある。急性・亜急性の頭痛である髄膜炎，脳炎，脳内出血，脳腫瘍，水頭症など緊急性の高い頭痛はすぐに受診する。

緊張型頭痛

小児の頭痛で最も多いのは緊張型頭痛である。前傾姿勢でスマートフォンを長時間使用する，重いランドセルを背負うことによる肩こりなどが原因となる。圧迫感，締めつけ感，頭重感がだらだら続く。対応は，姿勢に気を付ける，リラックス，ストレッチや軽度の運動で筋をほぐすなどが良い。

片頭痛

片頭痛の痛みは拍動性で，特徴的な前兆（閃輝性暗点）があったり，随伴症状として悪心・嘔吐，光，音，臭過敏を伴うことがある。小児～思春期の片頭痛は前頭部・側頭部の両側性のことが多い。誘因は，ストレス，睡眠不足，月経周期，天候・気圧・温度変化などがあり，日常動作，入浴，マッサージなどストレスからの解放などでリラックスなど血管が拡張するとかえって増悪因子となる点が緊張型頭痛とは逆になる。

各 論

> **窓　週末頭痛**
>
> 　片頭痛はストレス負荷時よりもストレスから解放されたとき，例えば週末に起こりやすいので「週末頭痛」として現れることもあります。すなわち，片頭痛では，頭蓋内血管が拡張すると痛みが増悪し，血管が収縮すると痛みが軽減すると考えられていますので，血管の拡張をもたらす環境（飲酒，入浴，マッサージ，ストレス解放）は痛みの誘因となります。

　周期性嘔吐症候群・腹部片頭痛は国際頭痛分類第3版では，片頭痛に関連する周期性症候群の再発性消化管障害のカテゴリーに分類されている（後述）。

　片頭痛の病態は不明な点が多いが，頭蓋内の痛覚を中枢へ伝達する三叉神経血管系の活性化が深く関わっていることが示されている。片頭痛発作時に血管周囲に分布する三叉神経終末からカルシトニン遺伝子関連ペプチド（CGRP）やサブスタンスPなどの神経ペプチドが放出されて神経原性炎症が生じ，炎症による三叉神経の侵害刺激は中枢へ投射して痛みを生じる。同時に，逆行性の伝導により神経ペプチドが三叉神経から遊離されてさらに炎症が増悪すると考えられている。

● **非薬物療法**

　睡眠不足を避ける，適度な運動など生活習慣の改善。日本頭痛学会で推奨される頭痛体操は，緊張型頭痛および片頭痛の緩和に役立つ（日本頭痛学会ホームページ https://www.jhsnet.net/ippan_zutu_know.html）。

● **薬物療法**

　予防薬，鎮痛薬，制吐薬などが用いられるが，薬物乱用頭痛を避けるために鎮痛薬は適切に使用することが大切である。

　片頭痛の治療には，急性期にはアセトアミノフェン，イブプロフェンが使用される。これらが無効な場合はトリプタン系薬剤の内服薬，点鼻薬，皮下注射薬があるが，いずれも小児には保険適用外である。

1）トリプタン製剤

　トリプタンはセロトニン5-$HT_{1B/1D}$受容体作動薬で頭蓋内血管平滑筋の5-HT_{1B}受容体を刺激して拡張した血管を収縮させるとともに，三叉神経終末の5-HT_{1D}受容体に作用して三叉神経の興奮を抑制することで片頭痛を鎮める。頭痛発現時にのみ使用し，予防的には使用しない。スマトリプタン製剤の経口剤投与後に注射液あるいは点鼻液を追加投与する場合には2時間以上空ける。副作用に血管収縮作用があるため心筋梗塞，虚血性

心疾患，脳血管障害，コントロールされていない高血圧症には禁忌である。

2）5-HT$_{1F}$作動薬

近年新しいタイプの薬物として5-HT$_{1F}$作動薬が承認されている。ラスミジンは5-HT$_{1F}$受容体に作用し，末梢では三叉神経からの神経原性炎症や疼痛伝達に関わるCGRPやグルタミン酸の放出を抑制するとともに中枢での疼痛伝達を抑制して片頭痛発作を消失させる。血管収縮作用はないので，トリプタン製剤が使用できなかった心血管リスクのある患者でも使用が期待されている。副作用には，中枢移行性が高いことから浮動性めまい，傾眠，異常感覚がある。

3）CGRPを標的としたモノクローナル抗体

ガルカネズマブとフレマネズマブはCGRPを標的としたモノクローナル抗体で，エレヌマブはCGRP受容体を標的としたモノクローナル抗体である。いずれも高い標的特異性と効果の持続性に加え，血液脳関門を通過せず中枢神経系の副作用が少ないのが特徴である。従来の治療薬の効果が不十分であったり，使用できないときに用いられる。CGRP関連モノクローナル製剤の使用により早期に片頭痛を軽減できる可能性が期待される。

トリプタン系薬物：セロトニン5-HT$_{1B/1D}$受容体作用薬

> **スマトリプタン**
>   イミグラン（コハク酸塩）®錠，点鼻薬

Ca拮抗薬：予防にはカルシウム拮抗薬（ロメリジン）が用いられる。

> **ロメリジン塩酸塩**
>   ミグシス®錠5 mg

窓　マスク引き金　頭痛に注意

「マスクが気になって仕方がない」と訴える人が相次いでいると言われます。知覚神経が過敏になっている予兆で，放っておくと片頭痛に襲われることが多く，要注意です。片頭痛の方は頭や顔に広がる三叉神経が過敏になっているので，マスクによる顔面皮膚への刺激が脳に興奮を引き起こし片頭痛につながります。普段片頭痛のない人でも，特に緻密な不織布でできているサージカルマスクを長時間着けていると片頭痛を起こすことがあります。

各 論

5-TH$_{1F}$作動薬

ラスミジタンコハク酸塩
レイボー®錠

CGRPを標的としたモノクローナル抗体

ガルカネズマブ
エムガルティ®皮下注　1カ月ごと
フレマネズマブ
アジョビ®皮下注　4週間ないし12週ごと

CGRP受容体を標的としたモノクローナル抗体

エレヌマブ
アイモビーグ®皮下注　4週間ごと

薬物乱用頭痛

　過去にひどい頭痛を経験し，その不安・恐怖から前もって鎮痛薬を予防的に，過量，頻回使用する。そうすることにより薬効が低下し，頭痛の頻度や持続時間が増加し慢性的に頭痛となる。鎮痛薬を月に15回以上使用，また3カ月を超えて使用している場合に起こりやすく，市販の鎮痛薬でも生じるため注意が必要である。薬物乱用頭痛の一番の治療法は原因薬剤を中止することである。薬剤中止後に起こる頭痛への対応や予防薬の投与を考慮する。

引用参考文献

1）医療情報科学研究所編（2021）薬がみえる Vol.1 第2版，メディックメディア，p148
2）医療情報科学研究所編（2021）薬がみえる Vol.1 第2版，メディックメディア，p149
3）加藤 裕司（2022）片頭痛の新規治療薬—from bench to bedside，*BRAIN and NERVE* 74巻10号，pp1197-1204

6　循環器系疾患と薬

高血圧症と治療薬

高血圧

　高血圧症ガイドライン（日本高血圧学会2019）では，高血圧の基準値は幼児120/70mmHg以上，小学校低学年130/80mmHg以上，小学校高学年135/80mmHg以上，中学校女子135/80mmHg以上，中学校男子140/85mmHg以上，高等学校140/85mmHg以上，ちなみに成人は，診察室で140/90mmHg以上，自宅ではこれより5mmHg低い値が設けられている。

　小児の高血圧の多くは肥満に合併する本態性高血圧である。基準値前後の高血圧は栄養指導や運動指導など生活習慣の改善が第一策である。

　異常高血圧は二次性高血圧を疑う。高血圧を放置すると成人期の心・血管障害のリスクとなる。高血圧緊急症では降圧薬が処方される。以下の降圧薬は小児適応がある。

● 薬物療法

アンギオテンシンⅡ受容体拮抗薬（ARB）

> **バルサルタン**
> 　　ディオバン®錠

窓　柑橘と薬の飲み合わせにご注意！

　グレープフルーツジュースに含まれるフラノクマリンは消化でCYP3A4を阻害してCa拮抗薬の代謝を抑制するので薬の吸収を増大させ，血管拡張作用を強くします。その結果，頭痛・めまい・ほてりなどの症状が現れることがあります。この効果は何日間も持続しますので，同時に飲まなければよいだけというわけではありません。

　グレープフルーツの仲間以外にも，八朔，ザボン（晩白柚，土佐文旦）などにはフラノクマリン類が多く含まれると考えられていますが，含量はそれぞれ異なります。

　同じかんきつ類でもバレンシアオレンジ，温州みかん，レモンは薬に影響する可能性は低いので食べてかまいません。

　降圧薬以外に不眠症治療薬，脂質異常症治療薬，免疫抑制薬の中にも影響を受けるものがあります。

各　論

Ca拮抗薬

> **アムロジピンベシル酸塩**
> ノルバスク®錠

血管性疾患と治療薬

アレルギー性紫斑病（血管性紫斑病）

　感染やアレルギーをきっかけに生じたIgAが皮膚の血管，腎臓や消化管に沈着して臓器障害が起こる。溶連菌感染症に続発することが多い。学童期に好発する。症状は，皮膚の出血斑，腹部症状（腹痛，下痢，嘔吐），関節痛が主なもので，腎症状（血尿，蛋白尿）を合併することもある。治療は，止血薬や血管強化薬などによる対症療法が主で，重症例にはステロイド療法が行われる。

高安動脈炎

　まれな疾患であるが不明熱の鑑別に挙げられるべき疾患である。高安動脈炎は原因不明であるが，感染などを契機として免疫的機序で血管炎が進展すると考えられており，大型血管の慢性肉芽腫性血管炎を来す。症状として発熱，動脈の狭窄・閉塞による支配臓器の虚血障害，拡張病変による動脈瘤などである。早期診断により予後が大きく影響されるため，小児慢性特定疾患の医療費助成のための診断基準が設けられている（小児慢性特定疾病情報センター https://www.shouman.jp）。

　急性期治療はステロイド療法を中心とする。高血圧下でのステロイド療法は可逆性後頭葉白質脳症によるけいれん，脳出血誘発などの危険性があるため降圧薬（Ca拮抗薬）でコントロールする。高度の狭窄や腫瘤がある場合には抗血小板薬や抗凝固薬を使用する。

● 薬物療法

ステロイドパルス療法

> **メチルプレドニゾロン**
> メドロール®錠

抗血小板薬

> **アスピリン・ダイアルミネート配合**
> バファリン®配合錠A81

> チクロピジン塩酸塩
> 　パナルジン®細粒10％

抗凝固薬

> シロスタゾール
> 　プレタール®散20％
> ワルファリンカリウム
> 　ワーファリン®顆粒0.2％，錠

川崎病

　小児が罹患する頻度の高い疾患で，原因は不明であるが，病態は全身の血管炎を来す。注意すべき合併症は冠動脈病変（冠動脈瘤など）で，将来狭心症や心筋梗塞につながる恐れがある。主な症状は，高熱，両側の眼球結膜の充血，赤い口唇とブツブツのいちご舌，体の発赤疹，手足の腫れ，首のリンパ節の腫れを特徴とする。これら6つの症状のうち5つ以上の症状がある，または4つに加えて冠動脈病変が確認され他の疾患が除外された場合に川崎病と診断される。

● 治療

　急性期の強い炎症反応を抑え，冠動脈瘤の発生を予防するために消炎薬および抗血栓薬としてアスピリンが使用される。血栓を形成しやすい球状形態の瘤には抗凝固薬ワルファリンが併用される。重症例には，免疫グロブリン療法と併用してステロイド薬，シクロスポリンが使用されることがある。

● 薬物療法

> アスピリン
> 　アスピリン®末
> ワルファリンカリウム
> 　ワーファリン®顆粒0.2％

● 学校生活について

　人から人へうつる病気とは考えられていない。川崎病患者の急性期の情報を正確に伝えるために日本川崎病学会が監修した「川崎病急性期カード」を手渡している医療機関もある。また，日本学校保健会が策定した「学校生活管理指導表」は，患者や保護者と

各　論

相談のうえ，医師が記入して入学時に学校へ提出し，活用されている．小学生用と中学・高校生用の2種類があり，A～Eの5段階の指導区分と管理不要に分類されている．川崎病以外の心臓疾患がある子どもにも適用される．

> **窓　ブロッコリーや納豆はワルファリンの作用を減弱させる**
>
> 　血液凝固因子は肝臓で作られます．そのときビタミンKが必要です．ワルファリンはビタミンKと化学構造が類似しているためビタミンKに拮抗して血液凝固因子の生合成を阻害します．その結果ワルファリンを飲むと血液が凝固しにくくなります．
>
> 　この作用を利用してワルファリンは血液をさらさらにする薬として心筋梗塞や脳梗塞の治療に用いられています．
>
> 　ところが以下の食物でビタミンKが増加することによりワルファリンの抗凝固作用が減弱しますのでワルファリンを服用中の方はたくさん食べないように注意が必要です．
>
> ・ブロッコリーなど緑黄色野菜にはビタミンKが多く含まれています．このほかクロレラ，青汁なども同様にビタミンKを多く含むため，摂取を控えるように指導されています．
> ・納豆にはビタミンKがたくさん含まれていることに加えて納豆菌が腸内でビタミンK産生を促進しますので少量の納豆摂取でもワルファリンが効かなくなる恐れがあります．

7 その他小児にみられる疾患と薬

泌尿器系の疾患と治療薬

急性糸球体腎炎

　急性糸球体腎炎（急性腎炎）は，ほとんどが溶連菌感染による急性咽頭炎罹患から10〜14日後に，伝染性膿痂疹（とびひ）罹患から20〜30日後に発症する。これら菌体成分や毒素に対して生成した抗体と結合した免疫複合体が糸球体に沈着して糸球体障害を起こし，腎機能の悪化や尿量減少を来す。血尿はほぼ全例で認め，蛋白尿を来すこともある。

● **治療**

　1週間程度の急性期の後，大多数は自然回復するが，高血圧性脳症を防ぐことが重要である。高血圧，浮腫に対しては降圧薬や利尿薬を中心とし，安静・食事療法が行われる。咽頭や皮膚から溶連菌が検出された場合はアモキシシリン水和物などで除菌する。

ネフローゼ症候群

　腎糸球体血管のバリア機能が破綻して大量の蛋白尿が生じ，その結果低タンパク血症と浮腫を生じる。肝臓でのアルブミン合成の促進と共に脂質合成が亢進して高コレステロール血症を来す。

● **治療**

　薬物療法としてステロイド薬（プレドニゾロンの内服または点滴）の治療を行う。
　プレドニゾロン60mg/㎡/日または2mg/kg，4週間連日投与のあと40mg/㎡/日または1.3mg/kgを4週間隔日投与する。プレドニゾロンは苦みが強く，治療は長期間に及ぶため服薬指導が大切である。

血液の疾患と治療薬

　貧血は，血中のヘモグロビン濃度（Hb）の低下と定義される。貧血の原因は，赤血球の産生障害，赤血球の破壊亢進，失血による。貧血の症状には，立ちくらみ，めまい，動悸，息切れ，倦怠感，食欲不振などがある。

各論

鉄欠乏性貧血

鉄欠乏性貧血は，鉄欠乏による血清鉄や血清フェリチンの低下を認める赤血球の産生障害によるもので，小児の貧血の中で最も多い。母乳の鉄含有量は非常に少なく，離乳期に母乳や牛乳だけに頼っていると鉄の摂取が不足する。思春期では極端なダイエットや月経過多も原因になることがある。

● 症状

鉄欠乏性貧血の進行はゆっくりとしたもので無症状のことも少なくない。鉄欠乏性貧血の特徴的な症状として爪の中心がくぼむさじ状爪（スプーンネイル）や壁土や氷など非食用物を好んで食べる異食症（pica）がある。

● 治療

二価鉄の経口投与が基本である。副作用として悪心，食欲不振，下痢などの消化器症状が出ることがある。鉄剤の服用で便の黒色変化がみられるが心配はないので患者が驚かないように事前の説明が必要である。鉄剤はお茶で飲むとお茶のタンニンと複合体を形成して吸収が悪くなると言われていたが，お茶のタンニン含量はそれほど多くないので問題はないとされている。ただし毎回濃いお茶での服用は避けた方が良い。

特発性血小板減少性紫斑病

小児の出血性疾患の中で多い。血小板膜の糖タンパクに対する抗体が生じ，血小板が肝臓や脾臓の網内系で破壊され，血小板が減少するため出血傾向を示す。症状として出血斑が最も多くみられる。

● 治療

血小板の減少が軽度のものは自然治癒する。血小板減少が著明なものは大量免疫グロブリン療法やステロイドパルス療法が行われる。

血友病

伴性潜性遺伝で，血友病A（第Ⅷ因子の欠損）と血友病B（第Ⅸ因子欠損）がある。血友病Aは血友病Bの5倍の発生がある。ともに男性にのみ発病がみられる（女性は保因者となる）。出血は皮下出血・鼻出血・口腔内出血の他関節や筋肉内といった深部出血がみられる。生涯にわたり血液凝固因子製剤を補充し出血のコントロールが必要となる。血液凝固因子製剤使用中にその中和抗体（インヒビター）が出現して効かなくなる問題がある。

7 その他小児にみられる疾患と薬

治療は，第Ⅷ因子と第Ⅸ因子の定期的，出血時，周術期の補充療法を行う。在宅自己注射療法が積極的に導入されている。小学校低学年までは保護者による静脈内注射が必要で，それ以降は本人が行えるように指導する。

最近では，半減期が長く1～2週に1度の投与ですむものや皮下注射の製剤もある。アルブトレペノチコグアルファは遺伝子組換え，ヒトアルブミン融合により半減期延長，ノナコグベータペゴルは遺伝子組換え，PEG化により半減期延長した第Ⅸ因子製剤である。皮下注射製剤であるエミシズマブは第Ⅷ因子機能代替製剤で，第Ⅷ因子上流の第Ⅸa因子による第Ⅹ因子の活性化を促進し，第Ⅷ因子の活性を補う。血友病患者Aに供給され，1週間隔～4週間隔で投与される。

● **薬物療法**

第Ⅷ因子製剤

> **アルブトレペノナコグアルファ**
> 　イデルビオン®静注用，用量により1～3週間隔で投与
> **ノナコグベータペゴル**
> 　レフィキシア®静注用，週1回投与

第Ⅸ因子製剤

> **エミシズマブ**
> 　ヘムライブラ®皮下注　用量により1～4週間隔で投与

消化器系疾患と治療薬

胃・十二指腸潰瘍

胃潰瘍はストレス，感染症や薬剤に起因する場合が多く，*H. pylori*罹患者は約40％とされる。薬剤性では，非ステロイド性抗炎症薬（NSAIDs）は胃粘膜保護作用のあるプロスタグランジンの生合成を抑制して胃粘膜障害を起こす。十二指腸潰瘍の主たる原因は*H. pylori*感染症で，小児の十二指腸潰瘍の約80％が感染者とされる。家族性感染の可能性が高いので家族単位の感染対策が必要である。

● **原因の除去**

薬物性（NSAIDs）の場合は原因薬物を中止し，抗潰瘍薬を服用する。*H. pylori*感染に伴う胃・十二指腸潰瘍は除菌療法となる。*H. pylori*除菌にはプロトンポンプ阻害薬（PPI）で胃内pHを5以上に高め*H. pylori*の抗菌薬に対する感受性を高め，抗菌薬2剤（アモキ

各　論

シリンおよびクラリスロマイシン）の併用療法を行う。小児のクラリスロマイシン耐性化率は成人より高く、耐性の場合はクラリスロマイシンをメトロニダゾールに変更して行う。

● 抗潰瘍薬

胃酸分泌抑制薬であるヒスタミンH_2受容体拮抗薬およびプロトンポンプ阻害薬（PPI）並びに粘膜修復促進・粘液分泌促進・粘膜血流改善・内因性プロスタグランジン増加・活性酸素消去などの作用を有する防御因子増強薬が用いられる。

ヒスタミンH_2受容体拮抗薬

> **ファモチジン**
>   ガスター®注射液，散
> **シメチジン**
>   タガメット®注射液，細粒

プロトンポンプ阻害薬（PPI）

> **オメプラゾール**
>   オメプラール®静注用，錠剤
> **ランソプラゾール**
>   タケプロン®静注用，OD錠

防御因子増強薬

> **テプレノン**
>   セルベックス®細粒
> **レバミピド**
>   ムコスタ®顆粒

腸管出血性大腸菌感染症

腸管出血性大腸菌（EHEC）はベロ毒素を産生する大腸菌の総称。感染経路はベロ毒素産生性の腸管出血性大腸菌で汚染された食物（生レバー，牛さし，タタキ，ハンバーグ）などを経口摂取することによって起こる腸管感染が主体。

O157は大腸菌（O抗原が157番のグラム陰性桿菌）で，一般にはベロ毒素を持つ病原性を示した腸管出血性大腸菌O157：H7のことを指す。小学校の学校給食食品がO157：H7に汚染されていたことにより集団発生した例がある。

症状：潜伏期は3〜5日で頻回の水様下痢，腹痛，血便（出血性大腸炎）。重症では（溶血性尿毒症）症候群（HUS），急性脳症を発症する。

● 治療

小児にはホスホマイシン，成人にはニューキノロン系薬を経口投与する。下痢止めは，菌を含んだ便の排泄を遅らせるので禁忌である。溶血性尿毒症症候群（HUS）に至れば透析が行われる。

● 薬物療法

> ホスホマイシンカルシウム水和物
>   ホスミシン®ドライシロップ20％　小児1日40〜120mg/kg
> レボフロキサシン水和物
>   クラビット®細粒10％，錠250，500mg

細菌感染性胃腸炎

● 原因

細菌性ではカンピロバクターが最も多く，病原性大腸菌，サルモネラが三大原因菌とされる。食中毒では細菌の感染型，感染毒素型，毒素型があり，それぞれに原因食材と予防の仕方が異なる。ウイルス性ではロタウイルスとノロウイルスが大部分を占める。代表的な食中毒菌は表7-1に示した。

1）感染型（感染侵入型）

細菌に汚染した食品を摂取し，その菌が腸管内で増殖して細胞を直接障害することにより症状が出る。潜伏期間は1〜2日。

2）感染毒素型

細菌に汚染した食品を摂取し，その菌が腸管内で増殖して産生された毒素が腸管の細胞を障害することにより症状が出る。

3）毒素型

食品内で細菌が産生した毒素を摂取し，それが腸管の細胞を障害する。黄色ブドウ球菌の場合は，食後（1〜6時間）と早く症状が出る。

● 細菌性食中毒予防のポイント

細菌性食中毒を予防するための以下の3原則「つけない」・「増やさない」・「やっつける」（厚生労働省）を守ることが大切である。

① 「つけない」：細菌を食べ物につけないために清潔・洗浄を励行する。食中毒を起こ

各 論

表7-1 主な細菌性食中毒の原因食品と特徴

病態	原因菌	主な原因食品	潜伏期	加熱
感染型（感染侵入型）	サルモネラ	鶏卵	1〜2日	有効
	カンピロバクター	鶏卵	1〜2日	有効
	腸管病原性大腸菌（EPEC）	飲料水	1〜3日	有効
	細菌性赤痢	飲料水	1〜3日	有効
	腸チフス	飲料水	10〜14日	有効
感染毒素型	腸炎ビブリオ	魚介類の生食	2〜20時間	有効
	ウエルシェ菌	カレー（大量調理後の再加熱）	6〜18時間	無効（芽胞）
	腸管出血性大腸菌（EHEC）	牛肉	3〜5日	有効
	セレウス菌（下痢型）	弁当，プリン	6〜16時間	無効（芽胞）
毒素型	黄色ブドウ球菌	おにぎり サンドイッチ	1〜6時間	無効（耐熱性毒素）
	ボツリヌス菌	真空パック食材	1〜2日	有効
	セレウス菌（嘔吐型）	チャーハン，焼きそば	1〜6時間	無効（耐熱性毒素）

〔出典：浅野 嘉延他編（2023）看護のための臨床病態学 改訂5版，南山堂，p618〕

す細菌は，魚や肉，野菜などの食材についていることがある。
② 「増やさない」：食べ物に付着した細菌を増やさないために迅速・冷却保存する。生鮮魚介類についている腸炎ビブリオは夏場の高温環境下に放置された食品中では，1個の細菌がわずか3〜4時間の間に約1000万個に増殖する。ボツリヌス菌が産生するボツリヌス毒素は強力な神経毒で，食品（毒素）を摂取後，1〜2日で，吐き気，嘔吐や視力障害，言語障害，嚥下困難などの神経症状が現れるのが特徴，重症例では筋弛緩による呼吸麻痺により死亡することもある。ボツリヌス菌は土壌や海，湖，川などの泥砂中に分布している嫌気性菌で熱に強い芽胞を形成する。ボツリヌス菌の芽胞は土壌に広く分布しているため，食品原材料の汚染防止は困難である。また，ボツリヌス菌の芽胞は，低酸素状態に置かれると発芽・増殖が起こり，毒素が産生されるので，原因となる食品は真空パック食材，ビン詰，缶詰，容器包装詰め食品，保存食品となるので注意が必要である。ボツリヌス食中毒の予防には，食品中での菌の増殖を抑えることが重要である。
③ 「やっつける」：細菌をやっつけるには加熱殺菌が有効である。例えば，腸管出血性

7 その他小児にみられる疾患と薬

> **窓　O157と食中毒**
>
> 　大腸菌は，腸の常在細菌の一つでもともと無害ですが，中には病原性を持っているもの（病原性大腸菌）もあります。腸管病原性大腸菌（EPEC）はベロ毒素を産生する大腸菌の総称で，O157は，O抗原が157番の腸管出血性大腸菌のことを指します。
> 　この菌は，ウシの大腸に生息しているので生レバーや加熱不完全なタタキ，ハンバーグあるいは汚染された土壌で栽培されたレタス，ソバなども原因食品となっています。
> 　小学校の学校給食食品がO157に汚染されていたことにより集団発生が起こったことがあります。

　大腸菌は75℃，1分間以上の加熱で死滅する。加熱処理が無効な場合がある。一般に毒素や芽胞は加熱が無効なものが多い。例えば，黄色ブドウ球菌の産生する毒素は耐熱性であるので食前の加熱では食中毒は防げない。ボツリヌス菌の芽胞は耐熱性であるが，ボツリヌス毒素は，80℃30分間（100℃数分以上）の加熱で失活するので，食直前に十分に加熱すると効果的である。

● 治療

　細菌性胃腸炎には，感染性腸炎に有効な抗菌薬としてホスホマイシン（ホスミシン®ドライシロップ），整腸には活性生菌製剤としてラクトミン製剤（ビオフェルミンR®散）が用いられる。悪心・嘔吐があるときは制吐薬ドンペリドン（ナウゼリン®坐剤）が，発熱にはアセトアミノフェンが頓用で用いられる。

　下痢は有害物質を体外へ排泄する生体防御反応の一つであるので，止痢薬は原則使用しない。水分が失われるので脱水を来さないように低張性経口補液剤（Oral Rehydration Solution：ORS）を使用する。スポーツ飲料，ジュースや水などはORSにはならない。

ウイルス感染性胃腸炎

● 原因

　ウイルス性ではロタウイルスとノロウイルスが大部分を占める。
　ロタウイルス胃腸炎は春先に発症が多く，主に乳幼児に起こる。白色下痢便が特徴である。ロタウイルス胃腸炎にけいれんや脳炎・脳症を伴う例があり，注意を要する。
　ノロウイルス感染症は生の貝類を食する冬季に多くみられるが，ノロウイルスは感染力が強く糞便や吐物を介する二次伝搬もあり，子どもなどが集団生活する場では，職員

各　論

の手指を介した感染経路もある。乳幼児から高齢者まで広い年齢層に嘔吐と下痢など急性胃腸炎を起こす。嘔吐は下痢に先立つ。

● **ウイルス性食中毒予防のポイント**

ウイルスによる食中毒を予防するためには，以下の4原則を順守することが大切である。

① 「持ち込まない」：ウイルスを調理場内に持ち込まないためには調理者，調理器具，調理環境などの調理場全体がウイルスに汚染されていないことがきわめて重要である。
② 「ひろげない」：調理場に仮に持ち込んだとしても，それをひろげない。
③ 「つけない」：食べ物にウイルスをつけない。ウイルスは自然環境では増殖できないのでウイルスの付着した食物を摂取しないこと。
④ 「やっつける」：付着してしまったウイルスを加熱して死滅させる。

● **治療**

対症療法で，脱水に対する処置が中心となる。ロタウイルスワクチンの予防接種は2020年から定期接種となっている。ノロウイルスに対してはワクチンがないので感染予防が主となる。ノロウイルスは小さく，手のしわに入り込んだものは日常的な手洗いでは除去できないので衛生学的手洗いの徹底，吐物，排泄物の処理時にはマスクとガウン，手袋を着用する。ロタウイルス，ノロウイルスで汚染された床などの消毒には次亜塩素酸を用いる（エタノールでは失活しない）。消毒薬は市販の家庭用塩素系漂白剤（ハイター・ブリーチなどの次亜塩素酸ナトリウム：濃度5～6％）を希釈して作ることができる（手のよく触れるところの消毒：0.02％，シーツ・衣類の消毒：0.1％液に30分漬ける，排泄物の消毒：0.1～1％）。ロタウイルス，ノロウイルスで汚染されたシーツ・衣類などは85℃，1分以上の熱水で殺滅できる。

ウイルス性胃腸炎には活性生菌製剤としてビフィズス菌製剤（ラックビー®微粒N）が用いられる。

周期性嘔吐症

周期性嘔吐症は小児期に嘔吐を反復する疾患で，通常自然寛解する。突然嘔吐し，嘔吐が激しい場合は吐物がコーヒー残渣様になる。このような吐物発作を年に数回繰り返すが，10歳頃には自然に消失する。自家中毒（喜怒哀楽のような心理的ストレスや発熱など病気によるストレスで嘔吐する状態）やアセトン血性嘔吐症とも呼ばれる。

嘔吐発作は，ピーク時に6回/時間ほど繰り返し，傾眠，蒼白，発熱，流涎，嘔気，腹痛，食欲不振，頭痛などの全身症状も随伴する。このような嘔吐を繰り返すが10歳頃までに自然治癒する。しかし，30%が片頭痛に移行すると言われ，2003年の国際頭痛学会分類で周期性嘔吐症は小児に発症する片頭痛の一つとして位置づけられ，片頭痛関連疾患として認識されている。

● 治療

酢酸リンゲル液（糖加）ヴィーンDの輸液が行われる。嘔吐が軽ければあめ玉をなめたり，甘いジュースを飲んで糖分を摂取する。

腹部片頭痛

主に小児に認められ，中等度－重度の腹部正中の痛みを繰り返す疾患で原因は不明である。腹痛は血管運動症状，悪心，嘔吐を伴い，数時間以上持続することがある。発作間欠期は正常で発作中に頭痛は無いが，大多数の児童は，後年片頭痛を発症する。国際頭痛分類第3版では，片頭痛に関連する周期性症候群の再発性消化管障害のカテゴリーに，周期性嘔吐症候群と腹部片頭痛が分類されている。

乗物酔い

加速度病あるいは動揺病で，車酔い，船酔い，航空病として知られる。平衡感覚をつかさどる小脳機能が発達段階にある小学生や中学生がかかりやすい。

あくび，生つばに始まり顔面蒼白，吐き気，嘔吐，めまい，冷汗が生じる。乗物酔いの治療薬として抗ヒスタミン薬や制吐薬がある。

乗物酔いは揺れの大きいバスや船，クッションの良い自動車などで起こりやすい。バスで経験すると，バスを見たり排気ガスの匂いでバスに乗る前から気分が悪くなることがある。乗物酔いを生じたらせっかくの楽しい遠足や旅行が苦痛なものとなるので，事前に薬を服用して予防するのもよい。また，「慣れ」によっても症状が起こりにくくなるので，普段から自家用車や市バスを利用して慣れて「酔わない」という自信を持つのも対策の一つとなる。

各　論

● 薬物療法

中枢性制吐・鎮暈薬（抗ヒスタミン薬および類似薬）

> **ジメンヒドリナート**
> 　ドラマミン®錠
> **ジフェンヒドラミン塩酸塩・ジプロフィリン配合**
> 　トラベルミン®配合錠

制吐薬（末梢性制吐薬）

> **メトクロプラミド**
> 　プリンペラン®錠，細粒2％，シロップ0.1％
> **ドンペリドン**
> 　ナウゼリン®錠，細粒2％，ドライシロップ1％

代謝性疾患と治療薬

糖尿病

　糖尿病にはインスリンが絶対的に不足する1型糖尿病とインスリンの分泌低下やインスリンに対する感受性の低下による2型糖尿病がある。いずれも血糖値が上昇するが，初期には自覚症状が無いので放置すると糖尿病合併症を来す。細い血管に生じる3大慢性合併症（神経障害，網膜症，腎症）からさらに太い血管に起こる合併症として心筋梗塞や脳卒中に至る。

　1型糖尿病は小児に多く，遺伝的要因（HLA遺伝子他）と環境的要因（ウイルス感染症，食事・栄養など）が関係し，膵島関連自己抗体により膵β細胞が破壊されてインスリンが欠乏する。このためインスリン注射が必要となる。数日〜数週間で急激に発症し，口渇，多飲多尿，体重減少を来す。

　2型糖尿病は成人から中高年に多く肥満が関係し，肥満した脂肪細胞からインスリン抵抗性因子（TNFα）の分泌が促進し，インスリン抵抗性が上昇して血糖値が上昇する。学童期では学校検診尿糖スクリーニングで約70％発見されている。

　家族性若年糖尿病（MODY：maturity onset diabetes of the young）は，若年発症する肥満を伴わないインスリン分泌不全を特徴とする糖尿病である。小児期から若年成人期に診断されることが多く，常染色体顕性遺伝形式をとる。

1. 1型糖尿病

● **治療**

　小児の1型糖尿病は全てインスリン治療の適応となる。インスリン製剤には超速効型，混合型，中間型，持効型のインスリン注射薬がある。インスリンの注射投与は通常，皮下投与で行う。インスリンでは同じ製剤でもカートリッジ交換式（注カート）のものやインスリン製剤・注射器が一体となったペン型の使い捨てのものなど注射器具が異なることがある。使い方に習熟し，患者の能力や環境に合わせて選択し，指導する。

● **自己注射の指導**

① インスリン自己注射を行っていることを示すカードや手帳を携帯させる。
② インスリン製剤の保存は原則として冷暗所（冷蔵庫）で行う（凍結させてはいけない）。
③ 皮下注射が一般的。注射部位は揉まない（揉むとインスリンが急激に吸収されて低血糖を起こす）。
④ 毎回2cm離して注射する。毎回同一部位に注射すると硬結ができて吸収が悪くなる。
⑤ 食前のインスリンは，注射したら必ず食事を摂る。
⑥ 嘔吐などで食事ができなくなった時の対応（シックデイルール）も指導する。
⑦ 低血糖の症状と対処法を理解させる。

● **薬物療法**

超速効型（食直前）

> **インスリンアスパルト**
> 　ノボラピッド®注
> **インスリンリスプロ**
> 　ヒューマログ®注，注カート，注ミリオペン
> **インスリングルリジン**
> 　アピドラ®注

速効型（食前30分）

> **インスリンヒト**
> 　ノボリンR®注
> 　ヒューマリン®注

各　論

中間型（朝食前30分または眠前）

ヒトイソフェンインスリン水性懸濁
ノボリンN®注フレックスペン
ヒューマリンN®注，注カート，注ミリオペン

持効型（1日1回または2回）

インスリングラルギン
ランタス®注，注カート，注ソロスター
インスリンデテミル
レベミル®注ペンフィル，注フレックスペン，注イノレット
インスリンデグルデク
トレシーバ®注フレックスタッチ，注ペンフィル

混合型（超速効型＋中間型）（食直前）

インスリンアスパルト二相性製剤
ノボラピッド30ミックス®注ペンフィル
インスリンリスプロ混合製剤
ヒューマログミックス25®注カート，注ミリオペン

混合型（超速効型＋持効型）（食直前）

インスリンデグルデク・インスリンアスパルト配合
ライゾデグ®配合注フレックスタッチ

混合型（速効型＋中間型）（食前30分）

ヒト二相性イソフェンインスリン
ノボリン30R®注フレックスペン
ヒューマリン3/7®注，注カート，注ミリオペン

● **インスリン製剤の投与方法**

　超速効型と速効型はインスリンの追加分泌を補うために，中間型と持効型はインスリン基礎分泌を補うためにそれぞれ用いられる（図7-1）。1日1回から各食前3回＋基礎インスリン補充注射が行われる。生理的なインスリン分泌パターンプログラミングに持続血糖測定装置を連動させたポンプによるインスリン持続注入法がある。

7 その他小児にみられる疾患と薬

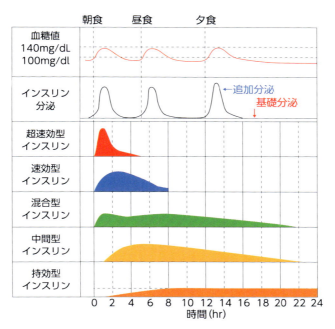

図7-1　各種インスリン製剤による血中インスリンレベルの変化の特徴
〔出典：吉尾 隆他編（2024）薬物治療学 改訂13版，南山堂，p428〕

① BOT（basal supported oral therapy）療法

　インスリン基礎分泌を補う目的で経口糖尿病薬と持効型インスリン製剤の1日1回注射を併用する。

② 混合型・中間型インスリン製剤による治療

　インスリン基礎分泌と追加分泌を補う目的で，混合型または中間型インスリン製剤を1日1〜2回注射する。

③ 強化インスリン療法（3回法）

　インスリン追加分泌を補う目的で，超速効型または速効型インスリン製剤を1日3回食前に注射する。

④ 強化インスリン療法（4回法）

　インスリンの基礎分泌と追加分泌のパターンを正常に近づけるために，超速効型または速効型インスリン製剤を1日3回食前注射と，持効型または中間型インスリン製剤を1日1回注射する。

　血中インスリンレベルは基礎分泌と食後の追加分泌により調節されている（図7-1）。1型糖尿病ではインスリン分泌が低下しており血糖値が上昇するため各種インスリン製剤の投与が必要となる。実線は正常，破線は糖尿病患者を表す。

各 論

2．2型糖尿病

　まず食事療法と運動療法を行った後，改善しない場合は薬物治療を適応する。薬物にはインスリン分泌促進薬，インスリン抵抗性改善薬，糖取り込み阻害薬，糖排泄促進薬などがある（図7-2）。これらの薬物で十分な治療効果が得られないときはインスリン製剤が用いられる。妊婦には，インスリンは胎盤を通過しないことから胎児への安全性が確立されており，インスリン製剤が用いられる。

● 家族性若年性糖尿病

　MODY2では治療を必要としない場合が多く，MODY3ではインスリン治療が必須となる場合が少なくないが，スルホニル尿素薬が著効する場合がある。

● 糖尿病治療の注意点

1）低血糖への対応

　糖尿病治療薬で血糖値が下がりすぎると低血糖症状が現れる。急激な血糖低下の症状には次のようなものがある。

① 自律神経症状（動悸，発汗，顔面蒼白など）

② 中枢神経症状（頭痛，目のかすみ，空腹感など）

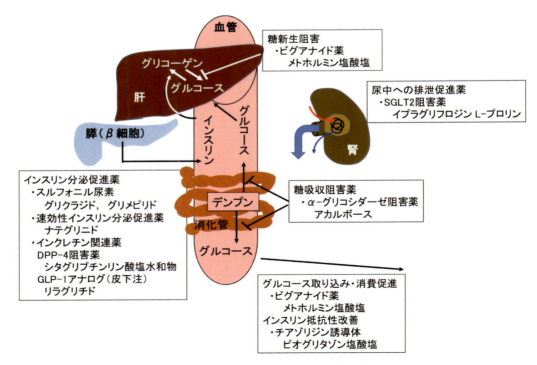

図7-2　経口糖尿病薬の種類と作用点

③ さらに進行すれば昏睡

　低血糖への対応では，意識があって飲み込める状態ならば，ジュース（糖分が入っているもの）や砂糖水を与える。意識を喪失した重い低血糖状態では，救急車到着までの間に砂糖を直接頬粘膜や歯肉に塗りつける救急処置を行う（病院では50％グルコース溶液を静脈内投与する）。ただし，α-グルコシダーゼ阻害薬は二糖を分解するα-グリコシダーゼを阻害して糖の吸収を抑制する薬物（図7-3）であるので，この薬物で低血糖を生じた場合は二糖類（砂糖）では効果がなく，単糖のグルコース（ブドウ糖）を摂取しなければならない。患者にはこのことを指導する必要がある。

2）SGLT2阻害薬使用者での注意

　SGLT2阻害薬は尿細管でのグルコーストランスポーター2（SGLT2）による糖の再吸収を抑制して尿中へ糖の排泄を促進する薬物である。その結果，尿に含まれる糖分が高くなるので，尿路感染，陰部感染の危険性が高まる。特に女性は尿道が短いために膀胱炎などの感染症を引き起こしやすい。また，糖の排泄とともに水分が失われ，脱水症状を起こしやすい。多尿，頻尿，口渇血圧低下など脱水症状がみられたら適度な水分補給を行う。

3）糖尿病シックデイ

　糖尿病患者が治療中に発熱，下痢，嘔吐をきたして食事ができない，または食欲不振で摂食できないときのことをシックデイという。この場合，食事をとらなくても高血糖が持続することがあるので，こまめに血糖値を測定し，糖尿病治療薬は必要に応じて継続する。自己判断で中止しない。

4）糖尿病ケトアシドーシスの対応

　1型糖尿病患者ではインスリンが欠乏しているために肝臓，筋肉が血糖を取り込むことができず，貯蔵していたグリコーゲンが枯渇すると脂肪酸からβ酸化によりアセチルCoAを取り出し，TCAサイクルを回すことでエネルギーを調達する。この際，脂肪酸代謝が亢進し，肝臓のミトコンドリアでアセチルCoAは一部別経路に入り，ケトン体（強酸）が合成され，このケトンによってアシドーシス（血液が酸性に傾く状態）となる。この

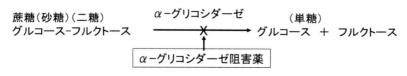

図7-3　α-グルコシダーゼ阻害薬の作用

各　論

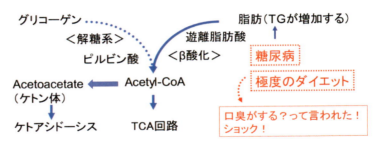

図7-4　糖尿病性ケトアシドーシス

> **窓**　体重が減って喜んでいたのに口臭がする？って言われた！ショック！
>
> 　若い女性が極度のダイエットをした場合，血糖が不足しているために糖尿病性ケトアシドーシスと同じようなことが起こり得ます。その結果生じたケトン体が呼気に排出されて口臭を発生することになります。
> 　口臭は，本人が自覚しないのに周りから言われると一層つらいですね。ダイエットで生じた口臭は，ダイエットを止めれば解消するのでなんら問題はないのですが，原因が分からないととてもつらい思いをすることになります。
> 　ダイエットもほどほどに！

ような場合を糖尿病性ケトアシドーシスという（図7-4）。ケトアシドーシスの症状は意識障害，クスマウル大呼吸（深く，遅い呼吸でCO_2を放出して酸性になった血液を中和しようとする），口渇，多飲・多尿，腹痛，嘔吐，体重減少，全身倦怠，口臭（甘酸っぱいケトン臭）を呈する。このような症状がみられたら速やかに輸液，インスリン投与を行う。

　2型糖尿病でも糖を含有するコーラやスポーツドリンクを飲む習慣があると同様の症状を呈することがある（ペットボトル症候群：別名清涼飲料水（ソフトドリンク）ケトーシス）。

　これは，糖分の取りすぎにより血糖値が高くなり，口渇が生じてさらにこれら飲料水を欲するという悪循環により生じる。

引用参考文献

1）浅野 嘉延他編（2023）看護のための臨床病態学 改訂5版，南山堂，p618
2）吉尾 隆他編（2024）薬物治療学 改訂13版，南山堂，p428

各　論

本書の編纂にあたり以下の図書を参考にさせていただいた。厚く御礼申し上げる。

・五十嵐 隆監修，神川 晃・秋山 千枝子編集（2021）これだけは知っておきたい！よくみる小児疾患101－ベテランに学ぶ初期対応と処方の実際－ 第2版，総合医学社

・横田 俊平・田原 卓浩・加藤 英治・井上 信明編（2020）小児の薬の選び方・使い方　小児科専門医の手の内を公開！ 改訂5版，南山堂

・横田 俊一郎・山本 淳・涌水 理恵編（2022）小児科でよくみる症状・疾患ハンドブック 第2版，照林社

薬物名索引

【あ】

アイピーディ® ……………………… 67
アイモビーグ® ……………………… 82
亜鉛華軟膏 …………………………… 27
アクロマイシン® …………………… 28
アシクロビル ………………………… 40
アジスロマイシン水和物 …………… 28
アシテア® …………………………… 53
アジマイシン® ……………………… 28
アジョビ® …………………………… 82
アスピリン・ダイアルミネート配合 … 84
アセトアミノフェン ………………… 14
アセトアミノフェン® ……………… 14
アドエア® …………………………… 66
アトモキセチン塩酸塩 ……………… 78
アピドラ® …………………………… 97
アムシノニド ………………………… 50
アムホテリシンB …………………… 31
アモキシシリン水和物 ……………… 26
アラミスト® ………………………… 52
アリピプラゾール …………………… 79
アルクロメタゾンプロピオン酸エステル … 50
アルブトレペノナコグアルファ …… 89
アルメタ® …………………………… 50
アレジオン® ………………………… 52
アレビアチン® ……………………… 75
アレルゲンエキス …………………… 53
アレロック® …………………… 51, 54
アンピシリン ………………………… 28
アンヒバ® …………………………… 14

【い】

イーケプラ® ………………………… 76
イソニアジド ………………………… 30
イデルビオン® ……………………… 89
イブプロフェン ……………………… 14
イブプロフェン® …………………… 14
イミグラン（コハク酸塩）® ……… 81
インスリンアスパルト ……………… 97
インスリンアスパルト二相性製剤 … 98
インスリングラルギン ……………… 98
インスリングルリジン ……………… 97
インスリンデグルデク ……………… 98
インスリンデグルデク・インスリンアスパルト配合 … 98
インスリンデテミル ………………… 98
インスリンヒト ……………………… 97
インスリンリスプロ ………………… 97
インスリンリスプロ混合製剤 ……… 98
インタール® ………………………… 66
インチュニブ® ……………………… 78

【え】

エクセグラン® ……………………… 77
エクラー® …………………………… 50
エタンブトール ……………………… 30
エピナスチン塩酸塩 ………………… 52
エビリファイ® ……………………… 79
エミシズマブ ………………………… 89
エムガルティ® ……………………… 82
L-ケフレックス® …………………… 26
エレヌマブ …………………………… 82
エンペシド® ………………………… 31

【お】

オイラゾン® ………………………… 50
オセルタミビル ……………………… 35
オノン® ………………………… 51, 66
オフロキサシン ……………………… 28
オマリズマブ ………………………… 67
オメプラール® ……………………… 90

索　引

オメプラゾール ……………………………… 90
オラビ® ……………………………………… 31
オルベコス® ………………………………… 66
オロパタジン塩酸塩 …………………… 51, 54

【か】
ガスター® …………………………………… 90
ガバペン® …………………………………… 77
ガバペンチン ………………………………… 77
ガルカネズマブ ……………………………… 82
カルバマゼピン ……………………………… 73
カルボシステイン …………………………… 39
カロナール® ………………………………… 14
ガンシクロビル ……………………………… 41

【き】
キプレス® …………………………………… 66
キュバール® ………………………………… 66
キンダベート® ……………………………… 50

【く】
グアンファシン塩酸塩 ……………………… 78
クラビット® …………………………… 28, 91
クラリス® …………………………………… 26
クラリスロマイシン ………………………… 26
クラリチン® ………………………………… 51
クリンダマイシン塩酸塩 …………………… 26
クロトリマゾール …………………………… 31
クロナゼパム ………………………………… 75
クロバザム …………………………………… 76
クロベタゾールプロピオン酸エステル …… 51
クロベタゾン酪酸エステル ………………… 50
クロモグリク酸ナトリウム ………………… 66
クロラムフェニコール ………………… 17, 27
クロロマイセチン® ………………………… 27

【け】
ケフレックス® ……………………………… 26

【こ】
コカール® …………………………………… 14
コンサータ® ………………………………… 78

【さ】
ザイザル® …………………………………… 54
ザナミビル …………………………………… 35
サルタノール® ……………………………… 67
サルブタモール塩酸塩 ……………………… 67

【し】
次亜塩素酸ナトリウム ……………………… 94
ジアゼパム …………………………………… 75
シクレソニド ………………………………… 66
シクロスポリン ……………………………… 5
シダキュア® ………………………………… 53
ジフェンヒドラミン ………………………… 53
ジフェンヒドラミン塩酸塩 …………… 53, 96
ジフルコルトロン吉草酸エステル ………… 50
ジフルプレドナート ………………………… 50
ジフロラゾン酢酸エステル ………………… 51
シメチジン …………………………………… 90
ジメンヒドリナート ………………………… 96
ジルテック® ………………………………… 51
シロスタゾール ……………………………… 85
シングレア® ………………………………… 66

【す】
スギ花粉エキス ……………………………… 53
スチリペントール …………………………… 77
ストラテラ® ………………………………… 78
スプラタストトシル酸塩 …………………… 67
スマトリプタン ……………………………… 81

106

スルファメトキサゾール ……………… 19

【せ】
セチリジン塩酸塩 ……………………… 51
セファレキシン ………………………… 26
セファロスポリン ……………………… 16
セフォタキシムナトリウム …………… 28
セフォタックス® ……………………… 28
セフォチアム塩酸塩 …………………… 28
セフジトレン　ピボキシル …………… 26
セフメノキシム塩酸塩 ………………… 28
セルベックス® ………………………… 90
セレネース® …………………………… 79

【そ】
ゾニサミド ……………………………… 77
ゾビラックス® ………………………… 40
ゾレア® ………………………………… 67

【た】
ダイアコート® ………………………… 51
ダイアップ® …………………………… 75
タガメット® …………………………… 90
タクロリムス軟膏 ……………………… 47
タケプロン® …………………………… 90
ダラシン® ……………………………… 26
タリビッド® …………………………… 28

【ち】
チクロピジン塩酸塩 …………………… 85

【つ】
ツロブテロール塩酸塩 ………………… 67

【て】
ディアコミット® ……………………… 77

テオドール® …………………………… 67
テオフィリン徐放剤 …………………… 67
デキサメタゾン ………………………… 50
デキサメタゾン吉草酸エステル ……… 50
デキサメタゾンプロピオン酸エステル … 50
テグレトール® ………………………… 73
テトラサイクリン塩酸塩 ……………… 28
デノシン® ……………………………… 41
デパケン® ……………………………… 74
デパケンR® …………………………… 74
テプレノン ……………………………… 90
デプロドンプロピオン酸エステル …… 50
デルモベート® ………………………… 51

【と】
トピナ® ………………………………… 77
トピラマート …………………………… 77
トプシム® ……………………………… 50
トラベルミン® ………………………… 96
ドラマミン® …………………………… 96
トリアムシノロンアセトニド ………… 49
トレシーバ® …………………………… 98
ドンペリドン ……………………… 93, 96

【な】
ナウゼリン® ……………………… 93, 96
ナゾネックス® ………………………… 52

【に】
ニトログリセリン ……………………… 4

【ぬ】
ヌーカラ® ……………………………… 67

【ね】
ネリゾナ® ……………………………… 50

索　引

【の】

ノナコグベータペゴル ……………………… 89
ノボラピッド® ………………………………… 97
ノボラピッド30ミックス® ………………… 98
ノボリズマブ ………………………………… 67
ノボリンR® …………………………………… 97
ノボリン30R® ………………………………… 98
ノボリンＮ® …………………………………… 98
ノルフロキサシン …………………………… 28

【は】

バイシリンG® ………………………………… 26
バクシダール® ………………………………… 28
パナルジン® …………………………………… 85
バファリン® …………………………………… 84
バリキサ® ……………………………………… 41
バルガンシクロビル塩酸塩 ………………… 41
バルプロ酸ナトリウム ……………………… 74
バルプロ酸ナトリウム徐放剤 ……………… 74
パルミコート® ………………………………… 66
ハロペリドール ……………………………… 79
パンスポリン® ………………………………… 28
パンデル® ……………………………………… 50

【ひ】

ビオフェルミンR® …………………………… 93
ビクシリン® …………………………………… 28
ビスダーム® …………………………………… 50
ヒダントール® ………………………………… 75
ヒトイソフェンインスリン水性懸濁 ……… 98
ヒト二相性イソフェンインスリン ………… 98
ヒドロコルチゾン酪酸エステル …………… 50
ビバンセ® ……………………………………… 78
ピペラシリンナトリウム …………………… 28
ヒューマリン® ………………………………… 97
ヒューマリンＮ® ……………………………… 98

ヒューマリン3/7® …………………………… 98
ヒューマログ® ………………………………… 97
ヒューマログミックス25® ………………… 98
ピラジナミド ………………………………… 30

【ふ】

ファビピラビル ……………………………… 34
ファモチジン ………………………………… 90
ファンギゾン® ………………………………… 31
フェニトイン ………………………………… 75
フェノバールエリキシル® …………………… 74
フェノバルビタール ………………………… 74
フェノバルビタール® ………………………… 74
ブコラム® ……………………………………… 76
フシジン酸ナトリウム ……………………… 27
フシジンレオ® ………………………………… 27
ブデソニド …………………………………… 66
プランルカスト® ……………………………… 66
プランルカスト水和物 ………………… 51, 66
プリンペラン® ………………………………… 96
フルオシノニド ……………………………… 50
フルオシノロンアセトニド ………………… 50
フルオロメトロン …………………………… 52
フルコート® …………………………………… 50
フルタイド® …………………………………… 66
フルチカゾンフランカルボン酸エステル … 52
フルチカゾンプロピオン酸エステル ……… 66
ブルフェン® …………………………………… 14
フルミスト点鼻液 …………………………… 36
フルメトロン® ………………………………… 52
プレガバリン ………………………………… 41
プレタール® …………………………………… 85
プレドニゾロン ………………………… 49, 87
プレドニゾロン® ……………………………… 49
プレドニゾロン吉草酸エステル酢酸エステル … 49
フレマネズマブ ……………………………… 82

108

索　引

プロカテロール塩酸塩® ……………………… 67
プロカテロール塩酸塩水和物 ……………… 67
フロリードゲル® ……………………………… 31

【へ】
ベクロメタゾンプロピオン酸エステル …… 66
ベストロン® …………………………………… 28
ベタメタゾン吉草酸エステル ……………… 50
ベタメタゾンジプロピオン酸エステル …… 50
ベトネベート® ………………………………… 50
ペニシリン ……………………………………… 16
ベネトリン® …………………………………… 67
ヘムライブラ® ………………………………… 89
ペレックス配合顆粒 …………………………… 33
ベンジルペニシリンベンザチン水和物 …… 26
ペントシリン® ………………………………… 28

【ほ】
ボアラ® ………………………………………… 50
ホクナリン® …………………………………… 67
ホスホマイシン ………………………………… 93
ホスホマイシンカルシウム水和物 ………… 91
ホスミシン® ……………………………… 91, 93

【ま】
マイザー® ……………………………………… 50
マイスタン® …………………………………… 76

【み】
ミグシス® ……………………………………… 81
ミコナゾール …………………………………… 31
ミダゾラム ……………………………………… 76
ミダフレッサ® ………………………………… 76
ミティキュア® ………………………………… 53
ミノサイクリン塩酸塩 ………………………… 27
ミノマイシン® ………………………………… 27

【む】
ムコスタ® ……………………………………… 90
ムコダイン® …………………………………… 39

【め】
メイアクト® …………………………………… 26
メサデルム® …………………………………… 50
メチルフェニデート塩酸塩 …………………… 78
メチルプレドニゾロン ………………………… 84
メトクロプラミド ……………………………… 96
メドロール® …………………………………… 84
メプチン® ……………………………………… 67
メロペネム水和物 ……………………………… 29
メロペン® ……………………………………… 29

【も】
モメタゾンフランカルボン酸エステル水和物 … 52
モンテルカスト® ……………………………… 66
モンテルカストナトリウム …………………… 66

【ら】
ライゾデグ® …………………………………… 98
酪酸プロピオン酸ヒドロコルチゾン ……… 50
ラクトミン製剤 ………………………………… 93
ラスミジタンコハク酸塩 ……………………… 82
ラミクタール® ………………………………… 76
ラモトリギン …………………………………… 76
ランソプラゾール ……………………………… 90
ランタス® ……………………………………… 98
ランドセン® …………………………………… 75

【り】
リスデキサンフェタミンメシル酸塩 ……… 78
リスパダール® ………………………………… 79
リスペリドン …………………………………… 79
リドメックス® ………………………………… 49

109

索　引

リファンピシン ················· 30
リボトリール® ················· 75
リリカ® ······················ 41
リンデロン® ··················· 50

【れ】
レイボー® ···················· 82
レスタミンコーワ® ·············· 53
レダコート® ··················· 49
レバミピド ···················· 90
レフィキシア® ················· 89
レベチラセタム ················ 76
レベミル® ···················· 98
レボセチリジン ················ 54
レボフロキサシン水和物 ······ 28, 91

【ろ】
ロイコトリエン（LT）受容体拮抗薬 ······ 51
ロコイド® ···················· 50
ロメリジン塩酸塩 ··············· 81
ロラタジン ···················· 51

【わ】
ワーファリン® ················· 85
ワイドシリン® ················· 26
ワルファリンカリウム ··········· 85

事項索引

［英数字］
AIDS ························ 43
CGRP ···················· 80, 81
CYP ·························· 4
CYP3A4 ······················· 5
ESBL ························ 24
H. pylori ···················· 89
ICS ·························· 65
LABA ························ 62
LAMA ························ 62
MDRP ························ 24
MODY ························ 96
MRSA ························ 23
O157 ························ 90
SABA ························ 62
VRE ························· 24

【あ】
アトピー性皮膚炎 ··············· 45
アドレナリン製剤 ··············· 56
アナフィラキシーショック ······· 54
α-グルコシダーゼ阻害薬 ········ 101
アレルギー ···················· 44
アレルギー性結膜炎 ············· 52
アレルギー性紫斑病 ············· 84
アレルギー性鼻炎 ··············· 51

【い】
胃・十二指腸潰瘍 ··············· 89
1型糖尿病 ···················· 97
遺伝子ワクチン ················ 37
インスリン ···················· 96
インスリン抵抗性改善薬 ········ 100
インスリン分泌促進薬 ·········· 100

インテグラーゼ阻害薬 ………………………… 43
インフルエンザ ………………………………… 33
インフルエンザ脳炎・脳症 …………………… 13
インフルエンザワクチン ……………………… 36

【う】
ウイルス感染性胃腸炎 ………………………… 93
ウイルス性胃腸炎 ……………………………… 9
ウエスト症候群 ………………………………… 70

【え】
HIV感染症 ……………………………………… 43
H_1受容体拮抗薬 ……………………………… 45
SGLT2阻害薬 ………………………………… 101
エピペン® ……………………………………… 56

【お】
嘔吐 ……………………………………………… 9
OD錠 ……………………………………………… 7

【か】
核酸系逆転写酵素阻害薬 ……………………… 43
核酸合成阻害薬 ………………………………… 18
鵞口瘡 …………………………………………… 31
かぜ症候群 ……………………………………… 32
家族性若年糖尿病 ……………………………… 96
化膿性髄膜炎 …………………………………… 28
カプセル剤 ……………………………………… 7
花粉食物アレルギー症候群 …………………… 58
カルシウム（Ca）拮抗薬 …………………… 5, 81
カルシトニン遺伝子関連ペプチド …………… 80
川崎病 …………………………………………… 85
カンジダ ………………………………………… 8
カンピロバクター ……………………………… 91

【き】
気管支喘息 ……………………………………… 60
キサンチン誘導体 ……………………………… 67
基質特異性拡張型β-ラクタマーゼ …………… 24
急性胃腸炎 ……………………………………… 9
急性糸球体腎炎 ………………………………… 87
急性扁桃炎 ……………………………………… 38
吸入ステロイド ………………………………… 66
吸入ステロイド薬 ……………………………… 63
吸入薬 …………………………………………… 7
キレート錯体 …………………………………… 22
緊張型頭痛 ……………………………………… 79

【く】
クループ ………………………………………… 37
グルクロン酸抱合 ……………………………… 4
グレープフルーツジュース …………………… 5

【け】
経鼻インフルエンザワクチン ………………… 36
結膜炎 …………………………………………… 27
血友病 …………………………………………… 88
解熱薬 …………………………………………… 13
ケミカルメディエーター遊離抑制薬 ………… 45
下痢 ……………………………………………… 9

【こ】
抗アレルギー薬 ………………………………… 44
抗インフルエンザウイルス薬 ………………… 34
抗ウイルス薬 …………………………………… 31
抗HIV薬 ………………………………………… 43
抗潰瘍薬 ………………………………………… 90
抗感染症薬の副作用 …………………………… 20
抗凝固薬 ………………………………………… 85
抗菌薬 …………………………………………… 16
抗菌薬の選択 …………………………………… 21

111

索　引

抗菌薬の相互作用 …………………… 22
高血圧 ………………………………… 83
抗血小板薬 …………………………… 84
抗てんかん薬 ………………………… 71
後天的免疫不全症候群 ……………… 43
抗ヒスタミン薬 ……………………… 45
抗ヘルペス薬 ………………………… 39
黒毛舌 ………………………………… 8
5-HT$_{1F}$作動薬 ……………………… 81
コントローラー ……………………… 66

【さ】

細菌感染性胃腸炎 …………………… 91
サイトメガロウイルス …………… 39, 41
細胞壁合成阻害薬 …………………… 16
サブスタンスP ……………………… 80
サルファ薬 …………………………… 19
サルモネラ …………………………… 91
散剤・顆粒剤 ………………………… 7

【し】

シクロオキシゲナーゼ ……………… 13
周期性嘔吐症 ………………………… 94
錠剤 …………………………………… 6
小児てんかん ………………………… 69
小児薬用量 …………………………… 3
小児用ペレックス配合顆粒 ………… 33
初回通過効果 ………………………… 4
食中毒菌 ……………………………… 91
食物アレルギー ……………………… 57
食物依存性運動誘発アナフィラキシー … 59
食物蛋白誘発胃腸炎 ………………… 58
新型コロナウイルス感染症 ………… 36
侵入阻害薬 …………………………… 43
蕁麻疹 ………………………………… 53

【す】

垂直感染 ……………………………… 16
水痘・帯状疱疹ウイルス ………… 39, 40
水平感染 ……………………………… 16
頭痛 …………………………………… 79
ステロイド外用薬 …………………… 48
ステロイドパルス …………………… 84

【せ】

舌下錠 ………………………………… 4
舌下免疫療法 ………………………… 52
接触性皮膚炎 ………………………… 53
全般発作 ……………………………… 69
潜伏感染 ……………………………… 15

【た】

第Ⅸ因子製剤 ………………………… 89
第Ⅷ因子製剤 ………………………… 89
高安動脈炎 …………………………… 84
多剤耐性遺伝子 ……………………… 24
多剤耐性緑膿菌 ……………………… 24
単純ヘルペスウイルス ……………… 39
タンパク質合成阻害薬 ……………… 17

【ち】

チック ………………………………… 78
チトクロームP450 …………………… 4
チュアブル錠 ………………………… 7
注意欠如多動症 ……………………… 77
腸管出血性大腸菌感染症 …………… 90

【つ】

通性細胞内寄生菌 …………………… 21

【て】

手足口病 ……………………………… 42

Th2サイトカイン阻害薬	45, 67
DNAジャイレース	18
低血糖	100
鉄欠乏性貧血	88
てんかん	68
てんかん重積状態	69

【と】

糖取り込み阻害薬	100
糖尿病	96
糖尿病ケトアシドーシス	101
糖尿病シックデイ	101
糖排泄促進薬	100
特発性血小板減少性紫斑病	88
とびひ（伝染性膿痂疹）	26
トポイソメラーゼ	18
トラベ症候群	70
トリプタン製剤	80
トロンボキサンA_2	44
トロンボキサン関連薬	45

【な】

内服液剤・シロップ剤	7

【に】

2型糖尿病	100
二次性全般化発作	69
ニューキノロン	18

【ね】

熱性けいれん	70
ネフローゼ症候群	87

【の】

ノイラミニダーゼ阻害薬	34
乗物酔い	95

ノロウイルス	91

【は】

肺MAC症	30
肺結核症	29
発熱	9
発熱の仕組み	12
バンコマイシン耐性腸球菌	23

【ひ】

PL配合顆粒	33
非核酸系逆転写酵素阻害薬	43
非結核性抗酸菌症	30
ヒスタミン	44
ヒスタミンH_2受容体拮抗薬	90
ヒスタミンH_1受容体拮抗薬	51
非ステロイド性抗炎症薬	13
ヒト免疫不全ウイルス	43
百日咳	27
病原性大腸菌	91
日和見感染症	15

【ふ】

副腎皮質ステロイド噴霧薬	52
腹痛	9
腹部片頭痛	95
部分発作	69
プロスタグランジン	12
プロテアーゼ阻害薬	43
プロトンポンプ阻害薬	90
分子標的薬	67

【へ】

β_2受容体刺激薬	67
βラクタム系抗生物質	16
ペニシリン結合タンパク質	16

索　引

ヘルパンギーナ ……………………………… 42
ヘルペスウイルス感染症 …………………… 39
ヘルペス性歯肉口内炎 ……………………… 40
片頭痛 ………………………………………… 79
偏性細胞外増殖寄生体 ……………………… 21
偏性細胞内寄生菌 …………………………… 21

【ほ】
防御因子増強薬 ……………………………… 90

【ま】
マイコプラズマ ……………………………… 21
麻疹 …………………………………………… 38

【む】
無菌性髄膜炎 ………………………………… 41
ムンプス ……………………………………… 42

【め】
メチシリン耐性黄色ブドウ球菌 …………… 23
メディエーター遊離抑制薬 ………………… 66
免疫寛容 ……………………………………… 57

【や】
薬剤耐性菌 …………………………………… 23
薬物相互作用 ………………………………… 5
薬物代謝 ……………………………………… 4
薬物乱用頭痛 ………………………………… 82

【よ】
葉酸合成阻害薬 ……………………………… 19
幼児用PL配合顆粒 …………………………… 33

【ら】
ライ症候群 …………………………………… 13

【り】
リリーバー …………………………………… 67

【れ】
レノックス－ガストー症候群 ……………… 70

【ろ】
ロイコトリエン ……………………………… 44
ロイコトリエン関連薬 ……………………… 45
ロイコトリエン受容体拮抗薬 ……………… 66
ロタウイルス ………………………………… 91

〈著者一覧〉

土肥　敏博（広島大学大学院医系科学研究科　名誉教授，広島文化学園大学看護学部　元教授）
岡本　陽子（広島文化学園大学大学院看護学研究科　教授）

JCOPY 〈(社)出版者著作権管理機構 委託出版物〉
本書の無断複写（電子化を含む）は著作権法上での例外を除き禁じられています。本書をコピーされる場合は、そのつど事前に(社)出版者著作権管理機構（電話 03-5244-5088、FAX 03-5244-5089、e-mail: info@jcopy.or.jp）の許諾を得てください。
また本書を代行業者等の第三者に依頼してスキャンやデジタル化することは、たとえ個人や家庭内での利用であっても著作権法上認められておりません。

看護師・養護教諭が知っておきたい薬のお話
－基礎知識とコラム－

2025年1月14日　初版発行

著　者　　土肥　敏博・岡本　陽子

発　行　　ふくろう出版
　　　　　〒700-0035　岡山市北区高柳西町1-23
　　　　　　　　　　　友野印刷ビル
　　　　　TEL：086-255-2181
　　　　　FAX：086-255-6324
　　　　　http://www.296.jp
　　　　　e-mail：info@296.jp
　　　　　振替　01310-8-95147

印刷・製本　友野印刷株式会社
ISBN978-4-86186-915-0 C3047
©DOHI Toshihiro, OKAMOTO Yoko 2025

定価はカバーに表示してあります。乱丁・落丁はお取り替えいたします。